DE L'ACTION

PHYSIOLOGIQUE ET THÉRAPEUTIQUE

DE

L'ERGOT DE SEIGLE

ÉTUDE EXPÉRIMENTALE ET CLINIQUE

PAR

Le Docteur J.-H. PETON,
Ancien externe en médecine et en chirurgie des hôpitaux de Paris,
(Médaille de bronze de l'Assistance publique),
Membre correspondant de la Société anatomique,

PARIS
V. ADRIEN DELAHAYE ET Cie, LIBRAIRES-EDITEURS
PLACE DE L'ÉCOLE-DE-MÉDECINE.

1878

DE L'ACTION

PHYSIOLOGIQUE ET THÉRAPEUTIQUE

DE

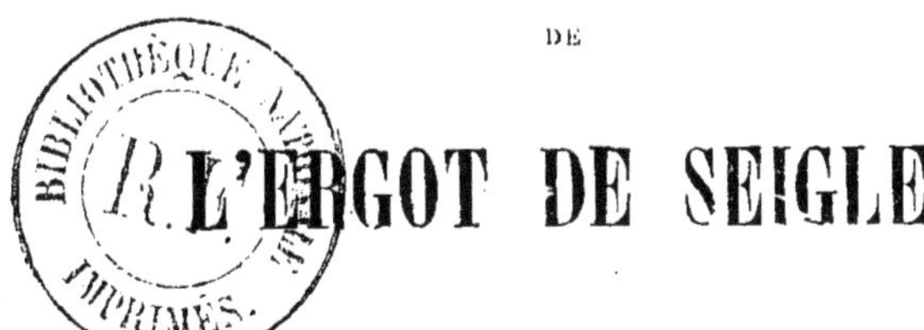

L'ERGOT DE SEIGLE

ÉTUDE EXPÉRIMENTALE ET CLINIQUE

PAR

Le Docteur J.-H. PETON,
Ancien externe en médecine et en chirurgie des hôpitaux de Paris,
(Médaille de bronze de l'Assistance publique),
Membre correspondant de la Société anatomique.

PARIS
V. ADRIEN DELAHAYE ET Cie, LIBRAIRES-EDITEURS
PLACE DE L'ÉCOLE-DE-MÉDECINE.

1878

DE L'ACTION
PHYSIOLOGIQUE ET THÉRAPEUTIQUE
DE
L'ERGOT DE SEIGLE

ÉTUDE EXPERIMENTALE ET CLINIQUE

INTRODUCTION

Bien que l'ergot de seigle ait, depuis longtemps déjà, droit de domicile dans la thérapeutique usuelle et particulièrement dans la thérapeutique des affections utérines et dans la pratique des accouchements, l'étude de son action physiologique n'est pas encore faite. Ce médicament partage à cet égard le sort d'un grand nombre, nous pourrions dire de la plupart des substances médicamenteuses ; chose d'autant plus regrettable que la connaissance approfondie des effets physiologiques d'un agent médicamenteux est toujours la source d'une des indications rationnelles de son application thérapeutique, et que cette connaissance, en permettant d'apprécier le degré de nocuité ou autrement dit les propriétés toxiques du médicament, constitue une sûre garantie contre les dangers de son administration.

Grâce aux tendances modernes de la recherche scientifique, qui a pour base l'*expérimentation*, l'étude des substances médicamenteuses et toxiques est entrée résolument dans une voie nouvelle et féconde en résultats positifs. Nous avons été heureux de nous engager dans cette voie, au laboratoire de M. le professeur Béclard, sous la direction de M. Laborde, auquel nous tenons à exprimer, au début de ce travail, l'expression de notre affectueuse reconnaissance.

En choisissant pour nos recherches l'ergot de seigle, nous répondions non-seulement au besoin dont nous venons de parler d'éclairer, autant que possible, la connaissance de l'action physiologique d'un médicament usuel, mais encore à un véritable intérêt d'actualité et d'opportunité, car depuis quelque temps l'ergot est devenu d'un emploi encore plus fréquent que par le passé, et pour ainsi dire de mode, depuis surtout qu'un assez grand nombre d'essais cliniques ont semblé démontrer ses hautes vertus hémostatiques.

C'est principalement à ce point de vue que nous nous proposons de l'envisager dans ce travail, en prenant pour base *l'étude expérimentale* du mécanisme de son action physiologique en général et de son influence particulière sur les vaisseaux sanguins.

La difficulté de réaliser une préparation parfaitement appropriée aux besoins de l'emploi efficace de l'ergot de seigle en l'absence d'un alcaloïde constant et défini extrait de cette substance, nous imposait avant tout la tâche de chercher cette préparation. Nous nous y sommes appliqué de notre mieux, guidé d'une part par la recherche expérimentale, et d'autre part secondé, pour la partie chimique par M. Yvon, que nous ne saurions assez remercier de son savant et précieux concours.

Notre travail comprend en conséquence trois parties distinctes mais étroitement liées dans un même but :

Dans une première partie, consacrée spécialement à l'*étude physiologique*, nous étudions l'action de l'ergot de seigle sur les phénomènes de circulation locale et générale, et en même temps son action sur la fibre musculaire lisse de l'utérus à l'état de gravidité. Cette étude nous mène à l'appréciation de cette même action sur la tunique musculeuse des vaisseaux sanguins et sur leur contractilité.

Dans la deuxième partie nous faisons l'étude expérimentale des diverses préparations de l'ergot, en prenant pour type le mécanisme physiologique préalablement établi dans le chapitre qui précède ; et nous cherchons, de la sorte, à déterminer la meilleure de ces préparations, c'est-à-dire celle qui réunit à une activité suffisante le moins de nocuité possible, tout en s'adaptant à la méthode d'injections hypodermiques, qui paraît le mieux convenir, ainsi que nous le montrerons, aux applications véritablement efficaces du médicament. Cette deuxième partie est, en définitive, comme il est facile de le pressentir, une étude pharmacologique éclairée par la physiologie expérimentale.

Enfin la troisième partie, corollaire et application des deux précédentes, est consacrée à l'*étude clinique et thérapeutique du médicament.*

Ce programme qui, au fond, a une étendue plus considérable qu'on ne pourrait l'imaginer au premier abord, nous n'avons pas la prétention, nous nous empressons de le déclarer, de l'avoir complètement rempli. Nous nous sommes même volontairement renfermé dans un cadre qui nous permît d'embrasser plus étroitement les questions que nous nous proposions d'élucider, et de donner à notre étude plus de cohésion.

Nous avions particulièrement en vue le but pratique et c'est pourquoi nos recherches physiologiques ont été expressément dirigées vers la réalisation de ce but. Aussi n'avons-nous pas cru devoir étendre ces recherches à une étude complète de tous les points de physiologie, qui concernent l'action de l'ergot de seigle.

Nous avons concentré notre attention sur celui de ces points qui touche surtout aux indications du médicament et au mécanisme de son action dans les hémorrhagies.

Pour ce qui est des observations cliniques, sans dédaigner en aucune façon celles qui ont été déjà publiées, nous nous sommes appliqué à apporter autant que possible des faits nouveaux, afin de montrer l'application et la bonne volonté personnelles qu'à défaut d'autres qualités nous nous sommes efforcé d'apporter dans notre travail, et auxquelles nos juges voudront bien, nous l'espérons, avoir égard.

PREMIÈRE PARTIE

Etude expérimentale de l'action physiologique de l'ergot de seigle

---

I

Avant d'entrer dans les détails de l'étude expérimentale, nous devons dire un mot des préparations d'ergot qui nous ont servi pour ces recherches. Nous ne ferons que les signaler ici très-rapidement, ayant à reprendre plus tard dans un chapitre spécial, tout ce qui a trait à ces préparations au point de vue pharmaceutique et physiologique.

Malgré de très-louables tentatives, et il est même permis d'ajouter la prétention de quelques-uns d'entre-eux, les chimistes, il faut l'avouer, ne sont pas encore parvenus à isoler dans toute sa pureté le principe ou les principes immédiats de l'ergot de seigle. Ce que l'on décore depuis longtemps déjà du nom d'*ergotine* n'est en somme qu'un extrait plus ou moins concentré, dont le simple aspect suffit d'ailleurs à révéler la nature. Peut-être faudra-t-il faire une exception en faveur d'une substance obtenue dans ces derniers temps par M. Tanret, qui semble présenter tous les caractères chimiques d'un alcaloïde, et à laquelle l'auteur a donné le nom d'*ergotinine* pour la distinguer de ses fausses devancières. Il nous a été permis d'expérimenter cette substance, soit à l'état amorphe, soit à l'état cristallin, et bientôt nous donnerons les résultats de nos expériences à ce sujet. Mais nous pouvons dire dès à présent et par anticipation que la variabilité des effets physiologiques de l'ergotinine et la prédominance toxique de ses effets ne pouvaient nous permettre de les prendre pour base d'une étude typique de l'action physiologique de l'ergot de seigle.

Dans le but de faciliter l'emploi de l'ergot de seigle en injections hypodermiques, M. Yvon a préparé des solutions titrées et parfaitement limpides qui, relativement au dosage, offrent de réels avantages. Chaque centimètre cube de la solution représente une unité de gramme de substance active, c'est à-dire d'ergot. Guidé par les résultats de l'expérimentation, M. Yvon s'est beaucoup appliqué récemment à perfectionner ces préparations, et nous avons lieu de croire qu'il y est parvenu. Bientôt nous les passerons en revue avec tout le soin que commande un pareil sujet au point de vue pratique; et nous essayerons de fixer le choix qu'il convient de faire parmi ces préparations, de façon à réaliser toutes les conditions nécessitées par l'application thérapeutique. Il nous suffisait de les signaler en ce moment comme constituant des préparations véritablement actives, dont on pouvait se servir efficacement pour une étude physiologique du sujet.

Nous avons d'ailleurs fait usage également pour cette étude de l'extrait de Bonjean qui, bien préparé, et à certaines doses, est doué d'une réelle activité. Enfin nous avons eu recours aussi à l'occasion à l'ergot en nature, dont nous avons fait autant que possible des solutions filtrées après pulvérisation à l'état frais, ou que nous avons administré aux animaux, en poudre, enrobées dans des aliments.

Ces prémisses posées, abordons l'étude de l'action physiologique de l'ergot de seigle.

II.

UN MOT D'HISTORIQUE.

On a jugé pendant longtemps de l'action physiologique de l'ergot de seigle par ses effets sur l'utérus, effets qui sont l'expression prédominante et en quelque sorte élective de cette action. Cette déduction, tirée de l'observation purement clinique, était logique ; elle faisait pressentir une influence directe de l'ergot sur la fibre musculaire lisse de l'utérus, mais elle ne suffisait pas pour constituer une donnée exacte et définitive, ayant reçu la consécration expérimentale.

Il en était de même de l'opinion émise par divers auteurs, entre autres par Courhaut dès 1827, répétée et appuyée par Germain Sée et par Sovet, relativement à l'action constrictive de l'ergot sur les vaisseaux sanguins, opinion suggérée par l'influence hémostatique de ce même ergot.

Brown-Séquard, lui-même, n'émettait qu'une vue théorique, très-logique sans doute, mais non confirmée par l'expérience, lorsqu'il attribuait la diminution des réflexes sous l'influence de l'ergot à l'anémiation de la moelle épinière, par rétrécissement du calibre des vaisseaux sous cette même influence.

C'est Holmes (de Philadelphie), qui, le premier, en 1869, soumit à l'observation expérimentale l'ergot de seigle. Il constata sous le microscope la contraction et par conséquent la diminution du calibre des vaisseaux de la membrane interdigitale, de la muqueuse linguale ou du mésentère de grenouilles, sous la peau desquelles il injectait quelques gouttes seulement, soit de macération d'ergot, soit d'ergotine. Holmes essaya même de démontrer l'action directe de l'ergot sur les fibres musculaires lisses en enlevant le ganglion cervical supérieur chez des animaux auxquels il administrait de l'ergot, et chez lesquels il observait, malgré cette énervation, la contraction plus ou moins permanente des vaisseaux de la langue et la dilatation pupillaire.

Ces tentatives étaient dignes d'attention, et, si elles ne résolvaient pas définitivement le problème, elles faisaient faire un grand pas à cette solution. — Nos recherches ont pour but et, nous l'espérons, pour résultat de la compléter.

III.

ACTION DE L'ERGOT SUR LES CONTRACTIONS DE L'UTÉRUS EN ÉTAT DE GESTATION.

Nous avons tout d'abord observé à découvert ce qui

se passait dans un utérus gravide, dans les conditions expérimentales suivantes :

EXPÉRIENCE I.

Chez une chienne vigoureuse de taille moyenne, soumise à la respiration artificielle, la veine crurale est mise à nu et préparée pour l'injection intra-veineuse. Le thorax et le ventre sont ouverts de façon à mettre à découvert le cœur d'un côté et l'utérus de l'autre.

Par une heureuse coïncidence l'utérus se trouve être en état de gravidité.

3 h. 40. Première injection de 6 centimètres cubes de la solution d'extrait de Bonjean, dans laquelle 6 centimètres cubes de la solution représentent 1 gr. d'extrait.

Pas de modification très-notable du côté du cœur.

Quelques contractions légères et partielles à la surface de la corne utérine en gestation.

3 h. 50. Deuxième injection de 6 centimètres cubes de la solution.

Les battements cardiaques diminuent de fréquence, mais deviennent plus énergiques.

Les contractions utérines s'accentuent, mais ne sont pas encore généralisées.

4 h. 10 à 4 h. 15 (troisième injection). Toujours 6 centimètres cubes de la solution représentant 1 gr. de principe actif.

Presque immédiatement après l'injection apparaissent d'énergiques contractions, se faisant successivement de haut en bas, comme en tire-bouchon, formant, de distance en distance, des nœuds qui marquent une séparation complète entre chaque fœtus. Bientôt cette sorte d'accès de contraction diminue peu à peu et cesse à peu près complètement.

Mais aussitôt qu'une injection nouvelle (ut supra) est poussée, les mêmes contractions recommencent et se produisent avec la même énergie et la même forme.

Nous nous apercevons, en outre, que les vaisseaux relativement volumineux qui rampent à la surface de l'utérus, ont très-notablement diminué de calibre depuis le commencement de l'expérience, et que cette diminution augmente visiblement à chaque nouvelle injection. On assiste, en un mot, à une contraction successive et progressive des parois des vaisseaux que l'on a sous les yeux, comme aux contractions provoquées des fibres utérines.

Les vaisseaux artériels sont les premiers et le plus énergiquement influencés, ils se contractent peu à peu de façon à revenir presque complètement sur eux-mêmes et à chasser tout le sang qu'ils contiennent. Il en est de même des veines, mais plus tardivement et plus lentement. Le même phénomène se reproduit, comme pour les fibres utérines instantanément après chaque poussée nouvelle de l'injection.

Dans le but de constater ce qui se passerait en cas d'hémorrhagie, nous avons ouvert par une piqûre une des artères et des veines que nous avions sous les yeux; la quantité de sang qui s'écoulait était loin d'être en proportion avec le calibre réel des deux vaisseaux, et cet écoulement a très-notablement et progressivement diminué à la suite d'une injection nouvelle, faite à 4 heures 50 et qui a été la dernière, le cœur ayant cessé de battre vers 5 heures 10.

L'utérus étant immédiatement ouvert, nous avons constaté la mort de tous les fœtus qu'il contenait et qui n'étaient encore guère qu'à demi-terme. La mort ne datait pas de longtemps, car il était facile à l'aide de légères excitations, de ranimer les contractions cardiaques.

Bien que notre attention se soit particulièrement portée, dans ce cas expérimental, du côté de l'utérus, nous devons dire, en passant, que nous avons constaté aussi du côté de l'intestin, spécialement du côté de l'intestin grêle, des contractions énergiques se produisant après chaque injection, au même moment que les contractions utérines et affectant une forme semblable.

Deux faits distincts, quoique simultanés, ressortent de cette expérience :

La mise en jeu de la contraction des fibres utérines d'un côté, des fibres musculaires des vaisseaux de l'autre; chacun de ces phénomènes étant indépendant l'un de l'autre, bien qu'étant au fond, de même nature, car il s'agit, en somme d'une influence identique s'exerçant sur des éléments anatomiques identiques : la *fibre musculaire lisse.*

Mais il n'est pas indifférent de démontrer expérimentalement la réalisation indépendante et, en quelque sorte, individuelle du phénomène dans les muscles lisses des vaisseaux, et ceux des autres organes.

Déjà l'observation expérimentale qui précède fournit des données précieuses à cet égard, mais il était facile de se placer dans des conditions encore plus démonstratives, en observant isolément des vaisseaux, dont le siége et la disposition sont des plus favorables à cette recherche : les vaisseaux de l'oreille du lapin, surtout du lapin albinos, réalisent le mieux possible ces conditions.

IV.

ACTION DE L'ERGOT SUR LES VAISSEAUX AURICULAIRES DU LAPIN DANS L'ÉTAT NORMAL.

Si, à la base des oreilles d'un lapin albinos dont les vaisseaux auriculaires sont bien développés, on pratique une injection hypodermique d'une solution de 2 grammes en moyenne d'extrait d'ergot, on ne tarde pas à observer en général, à partir de la cinquième ou de la sixième minute, un commencement d'anémiation simultanée des deux oreilles et de dilatation des deux pupilles.

Cette anémiation débute par les réseaux vasculaires de la périphérie et de l'extrémité de l'oreille, pour gagner de proche en proche les vaisseaux centraux et basilaires et s'étendre bientôt à toute la zone vasculaire de l'organe.

En même temps qu'elle se propage et s'étend, cette anémie croît en intensité, de sorte qu'elle atteint, à son maximum, le degré d'une ischémie véritable et complète.

Si l'on observe attentivement, et comme il est d'ailleurs facile de le faire puisqu'on l'a en quelque sorte sous l'œil, ce phénomène, on voit les artères se rétrécir peu à peu, leurs parois revenir sur elles-mêmes, finalement s'effacer plus ou moins complètement et chasser la majeure partie du sang qu'elles contenaient; si bien que ces sortes de voiles membraneux, qui dans les conditions normales, vus par transparence, apparaissent sillonnés de vaisseaux et colorés d'un rouge plus ou moins vif, sont, à la suite de l'injection d'ergot, pâles et presque totalement décolorés.

Ils se sont en même temps considérablement refroidis, ainsi qu'il est facile de le constater par le simple toucher pratiqué avant et après l'expérience.

L'effet produit est généralement proportionnel, quant à son intensité et à sa durée, à la dose de la substance injectée. Avec une dose de 2 à 3 grammes d'extrait cette durée peut être de plusieurs heures. Nous dirons bientôt dans quelle proportion doit varier, pour être efficace, cette dose selon la préparation employée.

Ce fait expérimental montre dans toute son évidence l'influence de l'ergot sur la paroi contractile des vaisseaux, indépendamment de toute autre contraction de voisinage comme dans l'utérus.

Mais comment s'exerce cette influence? Est-ce par l'intermédiaire du système nerveux, ou bien est-ce directement en provoquant la contraction de la fibre musculaire lisse, sans l'intervention du nerf qui l'anime.

Cette question, qui n'est pas sans intérêt, était facile à résoudre par l'analyse expérimentale dans les conditions où nous venons de nous placer.

V.

ACTION DE L'ERGOT SUR LES VAISSEAUX AURICULAIRES DU LAPIN PRÉALABLEMENT ÉNERVÉS.

Si nous pratiquons chez le lapin albinos de l'expérience précédente la section du filet cervical du grand sympathique, d'un côté nous obtenons presque immédiatement dans l'oreille correspondante les phénomènes bien connus de vasculo-dilatation et de calorification, grâce à l'énervation et par conséquence à la paralysie de la tunique musculeuse des vaisseaux auriculaires, auxquels se distribue le nerf grand sympathique.

Or, dans ces conditions expérimentales préalables, si l'on injecte comme précédemment sous la peau de cette oreille, privée de ses vaso-moteurs, plus rouge et plus chaude que sa congénère restée normale, si l'on injecte, disons-nous, 2 grammes environ d'extrait d'ergot en solution, on voit au bout de 5 à 10 minutes se produire progressivement la réduction du calibre des vaisseaux paralysés et dilatés, l'anémie et une pâleur plus ou moins complète s'en suivre et l'abaissement simultané de la température se faire proportionnellement.

Mais en ce cas la démonstration, quoique péremptoire, n'est réalisée que pour une partie des vaisseaux de l'oreille, ceux qui sont sous la dépendance du grand sympathique, c'est-à-dire l'artère centrale et les vaisseaux de la base; les vaisseaux périphériques et surtout ceux de la pointe étant animés par le grand nerf auriculaire du plexus cervical. Or, il est facile de compléter la démonstration, en ajoutant à la section du filet cervical du sympathique la section du nerf grand auriculaire en répétant l'expérience de M. A. Moreau. On obtient de la sorte l'énervation totale des vaisseaux de l'oreille; et celui-ci s'offre alors dans les conditions de rougeur et de calorification les plus exagérées possibles. Eh bien! les mêmes effets d'anémiation rapide et progressive, d'ischémie et de réfrigération, sont obtenus à l'aide de l'injection hypodermique pratiquée comme ci-dessus.

L'action directe, immédiate, de l'ergot de seigle sur la fibre musculaire lisse des tuniques artérielles, en l'absence de toute intervention nerveuse, se trouve ainsi démontrée de la façon la plus nette.

Est-ce à dire que le système vaso-moteur, quand il est intact, ne reçoit rien de cette influence et n'intervient en aucune façon dans ces phénomènes d'anémiation? Nous n'oserions l'affirmer. Mais il nous est permis de dire d'après les résultats constants de nos observations expérimentales que cette intervention est bien minime si elle est réelle; car nous n'avons pas constaté une différence bien appréciable dans l'intensité de la contraction vasculaire et de l'anémie qui en est la suite, que l'énervation ait été pratiquée ou non.

Parmi les effets concomitants de l'ergot dans les

conditions expérimentales qui précèdent nous avons déjà noté en passant la dilatation de la pupille. Cet effet est constant et il importe de le relever dans le cas d'énervation sympathique, car il démontre aussi pour sa part l'action directe de la substance médicamenteuse sur la portion du sphincter pupillaire animée par le sympathique.

Afin de mettre en évidence cette action essentielle de l'ergot sur la fibre musculaire lisse des tuniques des vaisseaux et par suite sur le calibre de ces mêmes vaisseaux, nous allons donner la relation d'un certain nombre de faits observés à la suite du dispositif expérimental que nous venons de décrire :

Expérience II. — Injection sous-cutanée à un lapin de 1 gramme d'ergotine des hôpitaux (selon Bonjean). Action sur le calibre des vaisseaux, la température et la pupille.

Lapin blanc auquel on a coupé à droite le nerf grand sympathique et le grand nerf auriculaire du plexus cervical. — L'oreille droite est beaucoup plus rouge et plus chaude que la gauche. La pupille droite est plus petite que la gauche.

4 h. 45. Injection entre les deux oreilles, mais plus près de la droite, de 1 gramme d'ergotine des hôpitaux (selon Bonjean) dissous dans 2 centimètres cubes d'eau distillée.

5 heures. La vascularisation et la température ont nettement diminué dans l'oreille droite.

5 h. 15. Les phénomènes ci-dessus s'accentuent. Les deux oreilles ne présentent plus qu'une très-légère différence. La pupille droite se dilate. L'action du médicament n'est pas douteuse.

Pas d'abcès au niveau de la piqûre, mais une induration circonscrite.

Exp. III. — Injection sous-cutanée à un lapin de 1 gramme d'ergotine des hôpitaux (selon Bonjean). Effets sur le calibre des vaisseaux, sur la température et la pupille.

Lapin blanc auquel on a coupé, il y a quinze jours, à la région cervicale du côté droit, le nerf grand sympathique et le grand nerf auriculaire du plexus cervical.

Une grande différence se révèle au premier examen dans la vascularisation et la température des deux oreilles. La droite est beaucoup plus chaude et plus rouge. Les vaisseaux y sont beaucoup plus dilatés. La pupille droite est contractée.

5 heures. Injection entre les deux oreilles de 2 centimètres cubes d'eau distillée contenant 1 gramme d'ergotine des hôpitaux (selon Bonjean).

5 h. 5. L'oreille droite commence à s'anémier.

5 h. 10. L'animal paraît mal à l'aise.

L'anémiation de l'oreille droite n'est pas douteuse; on peut remarquer que les vaisseaux, surtout vers la pointe, ont nettement diminué de calibre depuis l'injection.

5 h. 35. A ce moment l'action de l'ergotine se montre d'une façon saisissante :

L'inégalité des pupilles a cessé; elles sont toutes les deux également dilatées. On n'aperçoit plus de différence entre la vascularisation des deux oreilles; toutes deux sont également pâles et également froides.

Exp. IV. — Injection hypodermique à un lapin blanc de 2 centimètres cubes d'une solution d'extrait d'ergot (Yvon n° 1). Action très-nette sur le calibre des vaisseaux.

Lapin blanc sur lequel on a pratiqué l'énervation complète des vaisseaux de l'oreille gauche par les procédés ordinaires.

Les vaisseaux de cette oreille présentent en conséquence une dilatation très-nette et très-visible à distance.

4 h. 35. Injection à la base de l'oreille gauche de 2 centimètres cubes d'une solution d'extrait d'ergot (Yvon, n° 1).

4 h. 45. L'anémiation de l'oreille gauche commence à se produire. La pupille du même côté reste contractée.

5 heures. L'anémiation de l'oreille gauche est complète. Cette oreille est aussi pâle que la droite. L'animal ne présente pas

d'autre symptôme appréciable. Il urine une fois et crotte à plusieurs reprises.

Ces faits que nous pourrions multiplier, et dont on trouvera d'ailleurs un grand nombre de semblables au cours de ce travail, démontrent d'une façon incontestable l'influence constrictive que l'ergot exerce sur le calibre des vaisseaux.

Mais dans les expériences dont nous venons de donner les résultats sommaires, l'introduction de la substance a été faite constamment par injection hypodermique et sur le lieu même ou dans le voisinage le plus prochain du lieu où l'on voulait étudier son action.

Il n'était pas sans intérêt ni sans importance au point de vue physiologique, et surtout au point de vue des applications pratiques, de s'assurer de ce qui arriverait comparativement si l'injection était faite à une plus ou moins grande distance de la région ou de l'organe en observation.

Dans ce but, facile à réaliser, après avoir pratiqué chez un de nos lapins l'énervation complète de l'une des oreilles, nons avons injecté non plus à la base de l'oreille même mais le plus loin possible, sous la peau de l'une des pattes postérieures, toujours la même dose d'ergot.

C'est à peine si une heure après l'injection nous avons aperçu une différence appréciable dans l'injection de l'oreille énervée. La température n'a pas été non plus sensiblement modifiée et la pupille correspondante est restée contractée relativement, comme elle l'était après la section du sympathique. L'animal a présenté seulement, comme manifestation générale, notable et habituelle, du tremblement. Voici, du reste, la relation d'une des expériences qui montrent clairement, cette différence des effets de la substance selon qu'elle est injectée *in situ* ou à distance.

Exp. V. — Injection faite au train postérieur chez un lapin blanc avec deux grammes d'ergotine des hôpitaux (selon Bonjean). Lenteur des effets sur la vascularisation des oreilles et sur la dilatation de la pupille.

Lapin blanc auquel on coupe le grand sympathique à droite. L'oreille droite est plus vascularisée et plus chaude que la gauche. La pupille est moins dilatée à droite qu'à gauche.

4 h. 15. Injection de 2 grammes d'ergotine des hôpitaux selon Bonjean, dans 4 centimètres cubes d'eau distillée, faite à la fesse gauche en deux fois.

4 h. 30. L'animal tremble, mais aucune modification ne s'est produite dans l'état des oreilles et des pupilles.

4 h. 45. L'animal continue à trembler; il semble fort mal à l'aise. La respiration et les mouvements cardiaques sont cependant normaux. L'anémiation de l'oreille droite commence à se manifester.

5 heures. L'oreille droite s'est notablement anémiée depuis le début de l'expérience, mais elle reste cependant encore plus rouge et plus chaude que la gauche. La pupille droite s'est dilatée, mais son diamètre est encore bien inférieur à celui de la pupille gauche qui est très-large.

5 h. 15. Même état qu'à 5 heures.

Les jours suivants on observe au niveau de la piqûre une induration de la grosseur d'une grosse lentille. — Pas de suppuration.

On sera frappé de ce résultat si on le compare à celui que l'on obtient et que nous avons signalé à la suite de l'injection *in situ*, l'anémie se produisant alors non-seulement d'une manière constante, mais avec une rapidité et une intensité remarquables.

Plus frappante encore, on le comprend sans peine, sera la différence des effets produits, si, au lieu de recourir à l'injection hypodermique, soit *in situ* soit à distance, on introduit l'ergot dans l'estomac ; l'ingestion stomacale étant en général bien moins favorable à l'absorption de la substance médicamenteuse, à sa diffusion dans l'organisme par l'intermédiaire de la circulation sanguine et partant à la mise en jeu de son action physiologique élective.

Ainsi s'expliquent clairement des résultats si différents, obtenus récemment dans le traitement de certaines hémorrhagies selon le mode d'administration de l'ergot ; l'ingestion stomacale donnant des effets beaucoup plus tardifs, moins sûrs et exigeant des doses beaucoup plus considérables que l'injection sous-cutanée, surtout l'injection pratiquée le plus près possible de la région ou de l'organe auxquels s'adresse le médicament.

Cette tendance particulièrement localisatrice de l'action de l'ergot de seigle nous paraît résulter et se déduire immédiatement de l'électivité même de cette action, c'est-à-dire de ce que l'on pourrait appeler l'affinité de l'ergot pour la fibre musculaire lisse, indépendamment du système nerveux.

On peut poser comme un principe physiologique que plus une substance médicamenteuse ou toxique impressionne rapidement et primitivement le système nerveux central, plus son action physiologique et thérapeutique a de la tendance à se généraliser ; cette action s'exerçant rapidement et d'emblée sur un ou plusieurs des grandes actes fonctionnels tributaires de ce système : sensibilité générale, motricité, réflexes, etc. Il est même permis à cet égard d'établir une sorte de subordination, une gamme dans les effets plus ou moins généralisés et compréhensifs, selon que l'impression primitive et prédominante de l'agent chimique se fait sur le système ganglionnaire ou sympathique, ou sur le système cérébro-spinal.

Plus l'intervention nerveuse se dégage de cette impression et de cette influence, plus les phénomènes physiologiques et thérapeutiques se localisent : tel est le cas de l'ergot de seigle et la localisation de ses effets s'accroît encore en quelque sorte par ce motif d'ordre physiologique qu'il agit d'une façon élective non-seulement sur l'élément musculaire et contractile, mais sur un élément musculaire spécial : *la fibre lisse.*

Voilà pourquoi le transport le plus immédiat et le plus rapide de l'ergot au contact de cet élément en favorise singulièrement les effets.

Voilà pourquoi l'injection sous-cutanée, qui provoque l'absorption sur place, est, pour cet agent médicamenteux en particulier, le meilleur et le plus sûr mode d'administration, si ce n'est l'injection intra-vasculaire même, qui réaliserait encore un moyen plus immédiat et plus rapide et dont l'opportunité pourrait bien se présenter dans certains cas d'hémorrhagie d'une excessive gravité.

VI

ACTION DE L'ERGOT SUR LA FIBRE MUSCULAIRE LISSE EN GÉNÉRAL ET EN PARTICULIER SUR L'UTÉRUS, LA VESSIE ET L'INTESTIN.

Nous avons concentré jusqu'à présent notre attention sur l'action que l'ergot de seigle exerce *in situ* à la suite de l'injection hypodermique sur la contractilité des tuniques des vaisseaux; c'est là, en effet, le point le plus important de notre étude physiologique relativement aux applications pratiques que nous ne devons pas perdre de vue.

Mais il n'en était pas moins intéressant et aussi d'une certaine utilité d'examiner l'influence de l'ergot sur les principaux organes dans la structure desquels la fibre lisse entre comme élément essentiel : de ce nombre sont particulièrement l'utérus, l'intestin et la vessie.

Nous proposons donc de jeter maintenant un rapide coup d'œil sur les modifications fonctionnelles que l'intervention de l'ergot peut faire éprouver à ces organes.

§ I. — *Action de l'ergot de seigle sur le muscle utérin.*

Déjà nous avons étudié à ce point de vue l'utérus, puisque c'est l'observation de cet organe mis à nu dans l'état de gestation qui est devenu le point de départ et pour ainsi dire, la base de nos recherches physiologiques. Mais poussant plus loin nos investigations, et dirigé par ces premières données, nous avons essayé d'apprécier expérimentalement l'action de l'ergot sur la fonction utérine dans le cas de gestation. En d'autres termes, nous avons recherché l'influence abortive de l'ergot, ou tout au moins la part que son intervention peut avoir dans la parturition provoquée.

Il n'est pas besoin d'insister sur l'intérêt de cette recherche qui se rattache immédiatement à l'un des côtés les plus usuels de l'emploi de la substance dont il s'agit.

Dans ce but nous avons institué les expériences suivantes :

Exp. VI. — Injection d'ergot à une chienne en état de gestation parturition prématurée.

Chienne vigoureuse (16 kilogrammes) en état de gestation assez avancée. Les mamelles contiennent du lait, mais comme elles sont peu gonflées, il est probable que la bête n'est pas à terme.

Le 15 mai à 6 heures du soir. Injection de 3 centimètres cubes sous la peau du ventre d'une solution représentant 3 grammes d'ergot (Yvon, n° 1).

Le lendemain, il ne s'est rien produit du côté des fonctions utérines.

Le 17. Injection de 4 centimètres cubes de la solution ci-dessus, 4 grammes d'ergot.

Le lendemain 18. Pas d'effet du côté de l'utérus. — A 4 h., ce même jour, injection de 4 centimètres cubes de la solution ci-dessus. — A 6 heures, nouvelle injection de 2 centimètres cubes de la même solution. L'animal a donc reçu 6 grammes d'ergot dans cette journée.

Le lendemain 19, dans la matinée, la chienne met bas six petits, qui semblent être à peu près à terme.

Cependant deux sont morts au bout de quarante-huit heures et deux autres ont succombé trois jours après.

La chienne a survécu sans présenter de phénomènes graves.

Il ne nous paraît pas douteux que ce résultat ne soit dû à l'influence de l'ergot, dont les doses ont été d'ailleurs rapidement portées à un degré massif.

Nous ne sommes pas entré dans la relation de ce fait dans tous les détails qu'il pouvait comporter en dehors du point particulier qui était visé. Qu'il nous suffise de dire que l'animal a présenté à diverses reprises un certain état d'agitation et d'abattement alternatif; qui paraissait témoigner d'un véritable état douloureux provoqué sans doute par les contractions utérines surexcitées. Nous l'avons vu aussi après nos injections uriner un certain nombre de fois, ainsi que cela a presque toujours lieu en pareille circonstance.

Aucun accident grave ne s'est d'ailleurs produit, et après sa parturition provoquée l'animal a repris ses allures normales. Il importe de noter que les nouveau-nés n'ont pas longtemps survécu.

Le fait suivant vient par ses résultats confirmer celui qui précède.

Exp. VII. — Injections hypodermiques de préparations d'ergot à une lapine en état de gestation. Parturition prématurée.

Lapine pleine, semblant être à peu près à terme.

Le 20 mai. Injection sous la peau du ventre de 3 centimètres cubes de la solution Yvon, 3 grammes d'ergot. L'animal, que nous observons pendant deux heures, semble souffrir. — Mictions et défécations répétées. — A travers les parois de l'abdomen nous percevons les mouvements fœtaux. — Pas d'effet abortif ce jour-là.

Le 21. Nous faisons une nouvelle injection de 4 centimètres cubes de la solution ci-dessus (Yvon, n° 1).

Le lendemain, l'animal a mis bas deux petits qui semblent de grosseur normale. Cependant ils succombent au bout de trente-six heures.

La mère a survécu.

L'effet abortif de l'ergot nous paraît encore en ce cas incontestable. Si le moindre doute pouvait exister à cet égard, et si l'on pouvait supposer par exemple que la parturition s'est faite à terme et dans des conditions normales, nous ferions remarquer que l'animal n'a présenté aucun des phénomènes préparatoires qui sont particuliers à ses mœurs, que notamment elle n'avait point disposé le nid habituel pour recevoir ses petits, et surtout qu'elle ne s'était point dépouillée de son poil comme elle le fait d'habitude pour en garnir ce nid. Enfin nous ne devons pas omettre d'ajouter que dans ce cas, de même que dans le précédent, les nouveau-nés venus au monde dans ces conditions ont à peine survécu deux jours.

Nous ne voudrions pas inférer de ces résultats expérimentaux relatifs à la mort prématurée des fœtus que l'action nocive de l'ergot de seigle puisse intervenir en toute occurrence pareille et notamment dans les applications faites à l'espèce humaine. Il est juste d'ailleurs de remarquer que des doses relativement élevées de la substance ont été ici employées. Mais il n'en est pas moins vrai que ces faits conservent leur signification au point de vue de la possibilité d'une influence de l'ergot sur le produit de la conception, et qu'une éventualité de cette nature ne doit pas laisser le praticien complètement indifférent.

Si nous n'avons pas multiplié davantage ces observations expérimentales dont l'intérêt ne saurait être contesté, c'est que nous avons rencontré des difficultés réelles, et auxquelles on serait loin de s'attendre, si on ne les avait éprouvées, pour nous approvisionner d'animaux en état de gestation.

Quoi qu'il en soit, ces deux faits rapprochés de l'observation directe de ce qui se passe dans un utérus gravide nous paraissent suffire pour donner la raison physiologique de l'action de l'ergot dans les cas de parturition provoquée, raison qui avait été plutôt soupçonnée d'après le résultat que constatée dans sa réalité.

Cette action se résume dans une excitation spéciale de la fibre lisse, qui entre dans la constitution essentielle de l'utérus et que l'état de gestation a préparée à recevoir plus efficacement encore cette influence excitatrice.

§ II. — *Action de l'ergot de seigle sur la vessie et sur la sécrétion urinaire.*

Un des phénomènes les plus constants relevé dans nos observations expérimentales à la suite de l'injection sous-cutanée de l'ergot de seigle, c'est l'expulsion dans un temps plus ou moins rapproché du moment de l'injection d'une certaine quantité d'urine. La miction, bien certainement provoquée, ainsi que nous le montrerons, par l'intervention de l'ergot, peut se répéter une, deux et même un plus grand nombre de fois, suivant la dose de la substance et suivant l'espèce animale; de façon que dans certains cas où les effets de l'ergot de seigle sont renfermés dans leurs limites purement physiologiques, cette émission d'urine qui s'accompagne du reste habituellement d'une ou de plusieurs défécations, est l'indice à peu près unique mais certain de la réalité de ses effets.

Mais une double chose doit être considérée dans ce phénomène : est-il l'expression d'une influence réelle de l'ergot sur la sécrétion urinaire, ou bien n'est-il qu'un simple résultat de cette même action sur la portion excrétoire de la fonction urinaire; c'est à-dire d'une action exercée sur le réservoir urinaire ou le muscle vésical.

Pour le moment nous nous en tiendrons à l'examen de cette dernière question, et nous donnerons tout d'abord la relation des faits principaux qui peuvent servir à sa solution.

Exp. VIII. — Injection hypodermique d'extrait d'ergot à un cobaye. Action sur la vessie. Mort.

Cobaye mâle du poids de 320 gr.

A 4 h. 45. On lui injecte sous la peau du thorax 2 centimètres cubes de la solution Yvon n° 1. On ouvre l'abdomen sur la ligne médiane et l'on met ainsi à nu la masse intestinale et la vessie de façon à avoir ces organes sous les yeux. La vessie est pleine d'urine.

4 h. 50. On constate directement les contractions intestinales de la façon la plus nette. Les anses de l'intestin sont animées de mouvements vermiculaires, et par endroits se montrent des étranglements qui disparaissent au bout d'un instant à la place

où ils se sont montrés pour se reproduire un peu plus loin. Ces contractions ne ressemblent, ni par leur forme ni par l'intensité, à celles que provoque le contact de l'air extérieur au moment de l'ouverture de l'abdomen. Nous avons eu soin d'attendre d'ailleurs que ces premières contractions fussent terminées.

4 h. 53. De son côté, la vessie qui est tendue par l'urine est observée avec soin. En fixant attentivement sa surface, on voit s'y produire de petites contractions partielles et fibrillaires qui bientôt s'étendent à toute la masse, de telle sorte que l'organe, qui tout à l'heure était lisse, semble ridé. En même temps la vessie se vide avec une certaine énergie de l'urine qu'elle contenait.

4 h. 55. L'animal est pris presque subitement de secousses dans tout le corps et de contractions tétaniformes dans les membres. La respiration est irrégulière.

4 h. 58. On observe de nouveau une contraction générale de la vessie accompagnée de l'émission d'un jet d'urine.

L'animal succombe vers cinq heures.

L'influence de l'ergot sur la contraction de la fibre musculaire de la vessie est clairement démontrée et par cette expérience qui peut être facilement répété à volonté. Nous ferons remarquer que la contraction totale et efficace, c'est-à-dire capable d'expulser l'urine du réservoir vésical, ne se produit qu'après de petites contractions partielles et fibrillaires gagnant de proche en proche toute la masse ainsi que cela a lieu, nous l'allons voir, pour l'intestin. Mais une fois provoquée, cette contraction totale est rapide, instantanée et énergique, car il y a une véritable propulsion de l'urine. Ce n'est point là évidemment le mode habituel de l'émission spontanée de l'urine par l'animal dont il s'agit.

Dans le cas spécial ci-dessus il faut évidemment tenir compte de l'influence du grave traumatisme nécessité par l'expérience sur la terminaison fatale assez rapide, bien que la dose d'ergot employée dans cette circonstance suffise, ainsi que nous le montrerons dans la deuxième partie de ce travail, pour amener des accidents graves et même mortels sur le cobaye en particulier.

Afin de mettre hors de doute cette influence de l'ergot sur la contractilité du muscle vésical, nous avons répété l'expérience sur le chien en nous plaçant dans les conditions suivantes.

Exp. IX. — Action de l'ergot de seigle sur la contractilité des fibres musculaires de la vessie mise à découvert chez un chien à la suite de l'injection intraveineuse d'une solution d'ergot (solution Yvon nº 1).

Chien de taille moyenne bien portant; curarisé et mis en respiration artificielle.

Veine crurale préparée pour l'injection intraveineuse.

Le chien a eu une émission d'urine quelques minutes avant d'être mis en expérience.

La cavité abdominale est ouverte par une incision faite sur le trajet de la ligne blanche sans amener la moindre hémorrhagie.

A 4 h. 30. Injection dans la veine de 1 centimètre cube de la solution Yvon. = 1 gr. d'ergot (l'injection est faite très-lentement et en plusieurs temps).

Dix minutes après, c'est-à-dire à 4 h. 40, la vessie apparaît modérément distendue par une certaine quantité d'urine.

Si l'on examine avec soin sa surface, on voit se produire sur des points divers des contractions très-localisées, séparées et fibrillaires qui amènent comme le ridement de cette surface.

En même temps la distension du réservoir urinaire augmente.

On constate simultanément de belles contractions nodales des anses intestinales qui sont sous nos yeux.

A 4 heures. Seconde injection dans la veine de la même quantité que précédemment de la même solution.

5 h. 10. La vessie a continué à se distendre: on observe encore les contractions superficielle et localisées, mais beaucoup plus

difficilement que la première fois, probablement plus à cause de la distension excessive de l'organe. D'ailleurs, la vessie ne se vide pas de l'urine qui s'y est accumulée pendant l'expérience.

L'animal succombe vers 5 h. 30.

Deux points principaux sont à relever dans l'expérience qui précède :

D'une part, l'existence bien constatée bien qu'il faille apporter à cette constatation une certaine attention, de contractions superficielles et isolées de fibres musculaires de la vessie ; d'autre part, l'accumulation assez rapide de l'urine amenant la distension du réservoir sans qu'il y ait eu expulsion de cette urine.

Faut-il voir dans cette accumulation un véritable effet diurétique? Pour le dire de suite, nous ne le pensons pas ; ou du moins si cet effet peut être admis, ce n'est que dans une limite très-restreinte, et, dans le cas particulier dont il s'agit ici, il convient de tenir compte du procédé d'introduction directe de la substance dans les voies circulatoires.

Au surplus, nous allons revenir bientôt sur ce point particulier, en apportant le témoignage de l'observation faite sur l'homme également dans l'état physiologique.

Mais ce qui frappe et ce qui a lieu d'étonner dans le fait expérimental précédent, c'est qu'il ne se soit pas produit de contraction totale de la vessie amenant, comme chez le cobaye, l'expulsion en partie ou en totalité du liquide amassé dans la vessie.

A quoi faut-il attribuer cette particularité? Nous avons cru en trouver l'explication dans le fait suivant qui nous a été suggéré par une observation attentive du phénomène :

Tandis que le réservoir vésical proprement dit, plus ou moins distendu par l'urine qui s'y accumule, présente des contractions comme vermiculaires qui, à un moment donné, peuvent tendre à expulser l'urine, le col vésical est, de son côté, le siége d'une contraction suffisamment énergique pour s'opposer au passage de l'urine, ou du moins la constriction du col l'emporte sur les contractions du réservoir, lequel, dans les conditions expérimentales ci-dessus, n'a d'ailleurs plus à son aide l'effort de la ceinture musculaire abdominale.

Ce qui semble donner créance à cette explication, c'est que dans certains cas cliniques où l'ergot de seigle a été administré à des doses relativement élevées, on a vu se produire, contrairement à ce que l'on attendait, des phénomène de véritable rétention d'urine. (*Communication verbale de M. le D*[r] *Reliquet.*.)

Cette particularité, sur laquelle nous aurons occasion de revenir, est de nature à suggérer certaines précautions dans l'administration pratique de l'ergot de seigle, et nous pouvons dire dès à présent que les doses fractionnées et successives auront toujours plus de chances de succès dans les affections vésicales qui nécessitent l'emploi de ce médicament, de même que dans les cas où l'on a à agir sur les contractions de l'utérus.

Quoi qu'il en soit, l'action de l'ergot sur la contractilité de la fibre musculaire de la vessie est tout aussi réelle, quoique moins élective peut-être, pour cet organe que pour l'utérus.

Reste la question de l'influence de l'ergot sur la diurèse.

L'action diurétique de l'ergot de seigle est assez généralement admise, et cette opinion, qui du reste n'a pas été encore appuyée par des faits bien avérés puisés dans la démonstration directe, semblerait, *à priori*, concorder avec ce résultat expérimental désormais incontestable, savoir : la diminution du calibre des petits vaisseaux par une influence directe sur leur contractilité; une conséquence immédiate de cet effet, serait l'augmentation de la pression dans les gros troncs vasculaires.

Le temps ne nous a pas permis de réaliser les expériences délicates que nécessite l'étude directe des modifications exactes de la pression sanguine.

Nous espérons pouvoir combler plus tard cette lacune. (Nous avons déjà commencé sur ce sujet, comme sur un certain nombre d'autres points de l'étude physiologique de l'ergot qu'il nous était impossible de traiter ici, des expériences avec notre bien cher ma tre M. le Dr Laborde.)

Il nous est permis de tirer de nos observations expérimentales, relatées dans ce travail, des inductions qui nous paraissent légitimes, relativement aux effets de l'ergot sur la sécrétion urinaire. Et d'abord, ainsi que nous le disions plus haut, ces effets, à supposer qu'ils soient réels, sont assurément renfermés dans une limite restreinte : de ce que l'administration de l'ergot de seigle, à certaine dose, qui peut être regardée comme une dose massive, étant donnés les organismes auxquels elle est appliquée, de ce que, dis-je, cette administration provoque l'émission de l'urine en plus ou moins grande quantité d'une façon constante et pour ainsi dire fatale, il ne s'ensuit pas qu'il y ait là l'indice caractéristique d'une action diurétique. Encore un coup, il faut tenir compte avant tout, dans l'espèce, de l'action de la substance sur les contractions même de la vessie. Ces contractions amènent nécessairement l'expulsion obligée de l'urine au fur et à mesure que celle-ci s'accumule dans le réservoir. Mais il est à remarquer que, notamment chez le cobaye, où cet effet se produit constamment, si la première émission est abondante il s'en faut de beaucoup que celles qui la suivent se fassent dans les mêmes proportions.

Ces émissions, successives et partielles, sont composées en général de petites quantités d'un liquide qui, on le voit à ses qualités physiques, ne séjourne pas dans la vessie, d'où il est expulsé presque au fur et à mesure qu'il y arrive.

Ce que l'on peut donc affirmer, c'est que la fréquence des mictions est accrue, grâce à la détermination de contractions spasmodiques du muscle vésical sous l'influence de l'ergot; mais dans ces conditions si la quantité de l'urine est augmentée encore une fois, elle ne l'est que dans de faibles proportions.

En tout cas l'action de l'ergot, il ne faut pas l'oublier, s'épuise rapidement; et ce n'est qu'en renouvelant les doses, — pourvu bien entendu que la première de ces doses ne soit pas toxique d'emblée, — que l'on obtient les effets successifs, soutenus, qui peuvent au point de vue qui nous occupe arriver jusqu'à l'action diurétique.

L'observation suivante, faite sur lui-même par M. Yvon, qui nous l'a obligeamment communiquée, vient par ses résultats légitimer les réserves dans lesquelles nous avons cru devoir nous tenir en ce qui concerne l'action diurétique de l'ergot de seigle.

M. Yvon a concentré ses observations dans les chiffres des deux tableaux suivants :

Première expérience.

	Volume des 24 h.	Densité.	Matières solides. par lit.	p. 24 h.	Matières minér. par lit.	p. 24 h.	Urée. par lit.	p. 24 h.
14 avril	1146	1024	58,70	67,77	19,20	22,03	22,55	25,84
15 —	1136	1029	63,70	72,36	24,10	27,37	23	26,13
16 —	936	1031	63,20	59,15	22	20,59	27	25,27
17 —	976	1030	64,70	63,14	20,20	19,81	20	27,03
18 —	(Ingestion de 3 grammes d'ergot).							
	1500	1024	44	66	17	25	17,25	26,62
19 —	(Ingestion de 4 grammes d'ergot).							
	1200	1028	55,70		19,11			

Deuxième expérience.

19 avril. 3 h. 25 du soir. Ingestion de 4 grammes d'extrait d'ergot (Yvon no 1).

A partir de ce moment jusqu'à huit heures du soir, le besoin d'uriner se fait sentir huit fois. L'heure de chaque miction, la quantité d'urine, la densité du liquide émis, la proportion d'urée qu'il renferme ont été notés dans le tableau ci-dessous.

	Volume.	Densité.	Urée.
3 h. 45	30 cc.	1023	14,25
4 10	32	1023	14,75
4 40	58	1020	13,5
5 10	61	1019	14,58
5 40	55	1021	14,75
6 37	40	1027	17,25
7 10	75	1030	21,5
8 05	30	1033	25

Ainsi M. Yvon, sans rien changer à son régime habituel, a noté pendant quatre jours consécutifs le volume de l'urine rendue, sa densité, les proportions de matières solides, de matières minérales et d'urée.

Le cinquième jour et le sixième il a pris 3 et 4 gr. d'extrait d'ergot (formule Yvon, n° 1).

Le volume de l'urine a augmenté pendant ces deux jours, ainsi que le montre le tableau ci-dessus. Pendant ce temps, le régime habituel n'avait subi aucune modification.

Le jour où 3 grammes d'extrait d'ergot ont été ingérés, des mictions se sont répétées de demi-heure en demi-heure pendant une après-midi. Le besoin d'uriner se faisait sentir presque subitement et d'un façon impérieuse. La quantité d'urine émise à chaque fois était peu abondante. Le liquide était peu coloré. Une sensation particulière de pression a été notée à chaque miction : l'urine s'écoulait sans effort ; il semblait que la vessie suffisait à elle seule par ses propres contractions à accomplir l'acte physiologique de l'expulsion de l'urine.

Le lendemain 4 grammes d'ergot ont été ingérés. Les mêmes phénomènes se sont reproduits. L'ingestion a eu lieu à 3 h. 25 après-midi. Dans les quatre heures qui ont suivi, le besoin d'uriner s'est fait sentir huit fois, toujours avec les mêmes modifications dans la réalisation immédiate de la miction.

Il semble donc d'après ces expériences qu'il y a une légère mais réelle augmentation de la sécrétion urinaire.

Mais nous devons ajouter que M. Yvon s'étant soumis à une nouvelle expérience en prenant 5 et 6 gr.

d'ergot n'a pas remarqué cette fois d'effet diurétique appréciable.

Les résultats cliniques convenablement appréciés paraissent entraîner également cette conclusion alternative, c'est-à-dire que tantôt il semble y avoir une excitation de la sécrétion urinaire et tantôt absence de toute modification de ce côté. (Communicationsververbales de M. le docteur Legroux.)

En somme nous croyons devoir, jusqu'à plus ample informé, nous montrer très-réservé en ce qui concerne l'admisssion bien démontrée d'effets diurétiques constants par l'ergot de seigle.

Mais le fait sur lequel nous ne saurions trop insister et qui peut d'ailleurs donner le change relativement aux modifications de la fonction sécrétoire proprement dite, c'est l'influence caractéristique de l'ergot de seigle sur la contractilité de la fibre musculaire vésicale, et par suite sur les contractions totales.

L'observation de M. Yvon faite sur lui-même, et résultat d'une appréciation parfaitement consciente de la sensation qu'il a éprouvée, est en complète concordance avec nos observations expérimentales.

Il y a là, pour le dire en passant, une indication précieuse de ce médicament dans les affections vésicales particulièrement caractérisées par l'atonie ou la parésie de ce réservoir musculeux.

§ III. — *Action de l'ergot de seigle sur les contractions intestinales.*

Il ne nous reste, pour clore ce chapitre, qu'à rappeler la même influence, mais plus constatable encore, de l'ergot de seigle sur la contraction des anses intestinales. Nous en avons donné un exemple remarquable dans l'expérience I, et presque toutes nos observations expérimentales sont des exemples du même fait. En voici une d'ailleurs qui le montre dans toute son évidence.

Exp. XX.— Injection hypodermique à un lapin de 4 centimètres cubes de la solution Yvon. Malaise évident. Action intense sur le tube intestinal. Mictions répétées. Mydriase.

3 h. 15. Lapine, que nous avons lieu de croire en état de gestation. L'expérience faite dans le but d'étudier l'action de la substance ci-dessus sur l'utérus gravide ne nous a permis que de constater son influence sur l'intestin.

L'animal n'était pas en état de gestation, ainsi que l'autopsie l'a montré plus tard.

Injection de 4 centimètres cubes de la solution Yvon à l'aine.

3 h. 40. L'animal semble souffrir, il est allongé, immobile. Si l'on examine ses flancs, on voit qu'ils sont soulevés par des contractions intestinales. Bientôt les contractions deviennent visibles à distance; l'intestin se dessine sous la peau comme chez les malades atteints d'étranglement interne.

4 h. 50. L'état ci-dessus continue. L'animal est en proie à une souffrance évidente; les oreilles sont pendantes et les pupilles dilatées.

5 h. 20. L'état de l'animal commence à s'amender. Il urine.

5 h. 30. Nouvelle miction.

6 heures. Jet d'urine abondant et fort. Trace d'ergotine trouvée avec le réactif de Dragendorff.

Le lendemain l'animal est guéri. La piqûre n'a pas produit d'abcès.

DEUXIÈME PARTIE

Etude pharmacologique et physiologique des préparations d'ergot

---

L'étude expérimentale de l'action physiologique de l'ergot de seigle, en nous montrant et en nous faisant en quelque sorte toucher du doigt le véritable mécanisme de cette action, nous a amenés à cette déduction qui touche aux applications pratiques, savoir que : l'administration locale, *in situ*, de cette substance est la plus favorable à la mise en jeu de ses effets physiologiques électifs ; partant, de ses effets thérapeutiques. C'est donc à la méthode hypodermique qu'il convient de s'adresser pour obtenir les résultats efficaces et en même temps rapides que l'on cherche dans les principales applications médicamenteuses de l'ergot, notamment dans les cas de métrorrhagies ou d'autres hémorrhagies plus ou moins graves.

Or la méthode hypodermique exige pour son emploi, comme condition première et indispensable, des préparations pharmaceutiques appropriées, c'est-à-dire des solutions parfaitement limpides exactement titrées et réduisant au minimum la quantité de véhicule. Il est évident, pour le dire de suite, que cette préparation ne peut être réalisée dans sa perfection qu'à l'aide d'un de ces principes immédiats ou alcaloïdes bien détinis, dont la solubilité et l'activité, sous un petit volume, se prêtent si bien à la pratique des injections sous-cutanées.

§ I. — *Ergotine et ergotinine.*

Nous l'avons dit, au début de ces recherches, et nous ne saurions trop le répéter : les préparations que l'on a décorées jusqu'à présent du nom d'*ergotine*, lequel préjuge leur nature d'alcaloïde, ne justifient en aucune manière ce titre. Ainsi que le faisaient très-judicieusement observer le professeur Gubler et M. Yvon, à la Société de thérapeutique, ce sont de simples extraits aqueux, auxquels il convient de restituer leur vrai nom dans la terminologie pharmacologique et thérapeutique.

Ces extraits d'ailleurs présentent dans leur composition et par conséquent dans leur activité une grande variabilité très-bien mise en lumière par un travail récent de pharmacologie critique de M. P. Carles, chef des travaux chimiques à l'école de Bordeaux, qui attribue cette variabilité à deux causes principales : d'abord au défaut de formule officielle rationnelle et bien explicite dans ses détails ; car le Codex est muet sur ce sujet ; en second lieu au désaccord qui règne dans les traités de pharmacologie sur le mode opératoire.

Quoi qu'il en soit, on a fait dans ces derniers temps de louables efforts pour utiliser ces préparations et les adapter autant que possible à la pratique des injections sous-cutanées.

Le premier, Hildebrand s'est servi de l'extrait d'ergot (ergotine) en injection sous-cutanée pour la cure de certaines tumeurs utérines, telles que les fibromes ou les myomes. La solution qu'il employait pour cet objet est la suivante :

Extrait d'ergot (ergotine).	3 grammes.
Eau..................	15 —
Glycérine.............	2 —

Hildebrand injecte chaque fois sous la peau de la région ombilicale 1 centimètre cube environ de cette solution ; ce qui fait à peu près 20 centigrammes d'extrait. Il suffirait d'après lui de vingt à cinquante injections semblables pour guérir des fibromes de dimensions moyennes. Nous n'avons pas pour le moment à apprécier cette méthode thérapeutique et ses résultats.

M. le Dr Terrier, chirurgien de l'hospice de Bicêtre, est le premier qui ait, chez nous, employé l'ergot de seigle selon la méthode d'Hildebrand.

Il s'agissait d'une malade atteinte de corps fibreux de l'utérus et dont la vie était mise en danger par des métrorrhagies abondantes et répétées. Toutes les médications usitées en pareil cas avaient échoué. M. Terrier injecta sous la peau du ventre 1 gramme de la solution :

Glycérine.............	16 grammes.
Eau..................	15 —
Ergotine (selon Bonjean).	2 —

L'effet hémostatique fut des plus nets et des plus rapides.

La plupart des médecins qui après M. Terrier ont repris cette méthode pour l'appliquer au traitement soit des tumeurs utérines, soit des métrorrhagies, ou des hémorrhagies en général, ont adopté en somme, sauf quelques modifications dans le dosage, la formule d'Hildebrand.

M. Moutard-Martin emploie la solution suivante :

Extrait d'ergot (ergotine des hôpitaux).	2 grammes.
Eau....................................	15 —
Glycérine..............................	15 —

Dose moyenne : 1 gramme à 1 gr. 50 de cette solution, c'est-à-dire 6 à 10 centigrammes d'extrait d'ergot. Cet extrait d'ergot des hôpitaux ne paraît pas être autre chose que l'extrait dit *ergotine Bonjean*. Il en a l'aspect, la consistance, la composition, en un mot les propriétés physiques et chimiques. Cependant il résulte de nos essais expérimentaux que son activité est notablement supérieure à celle de l'ergotine du commerce, nous voulons dire de l'ergotine prise dans la première pharmacie venue.

M. Constantin Paul a adopté la formule de M. Moutard-Martin pour ses essais thérapeutiques très encourageants dans les métrorrhagies.

M. Bucquoy se sert d'une solution peu différente :

Extrait d'ergot (Bonjean)	2 gr.
Glycérine..................	30 gr.

Il injecte chaque fois le contenu d'une seringue.

L'adjonction de la glycérine aux solutions destinées

à l'injection sous-cutanée n'est pas absolument indifférente ; cette substance déterminant parfois une douleur locale, qui rend l'injection pénible et la fait redouter des malades. Mais un inconvénient plus sérieux de ces préparations c'est la difficulté d'obtenir, avec l'extrait d'ergot dont il s'agit, une solution parfaite dont la limpidité se maintienne. En effet, l'ergotine selon Bonjean est entièrement soluble dans l'alcool à 70°. Mais, selon la très-juste remarque de M. Carles, avec l'eau elle donne une solution louche qui dépose rapidement quelques flocons de matière résineuse en s'éclaircissant. Ajoutons que l'état récent ou d'ancienneté de la préparation de l'extrait d'ergot influe très-notablement sur sa solubilité et partant sur son degré d'activité.

Il résulte de ce qui précède que l'extrait d'ergot du commerce et des officines, qui, d'ailleurs, porte indûment le nom d'ergotine, est loin de réaliser les conditions nécessaires pour des préparations parfaitement titrées, toujours identiques à elles-mêmes, et adaptables à la méthode hypodermique, laquelle convient le mieux à l'emploi efficace de l'ergot. Ce qu'il nous faudrait, nous l'avons déjà fait pressentir, pour réaliser d'une manière complète ces conditions, c'est un principe immédiat : un alcaloïde.

Possédons-nous aujourd'hui cet alcaloïde et pouvons-nous considérer comme tel la substance isolée dans ces derniers temps par M. Tanret et à laquelle il a donnée le nom d'*ergotinine* ?

Nous n'avons pas à examiner ici la question chimique, d'ailleurs très-complexe et d'une clarté jusqu'à présent fort douteuse, si nous en jugeons d'après les résultats obtenus par les chimistes d'Outre-Rhin, notamment par MM. Dragendorff et Padwissotzki qui ont publié, en 1876, un travail très-étendu sur la matière.

Voici comment M. Yvon résume les recherches de ces auteurs :

1° D'après ces chimistes la substance active du seigle ergoté serait visqueuse, de nature colloïdale. Elle existe dans l'extrait aqueux, mais en serait précipitée par l'alcool à 40 ou 50 degrés centésimaux. Ils la nomment *scléro-mucine*. Elle renferme : carbone 29, hydrogène 6,44, azote 6,41.

2° L'ergot renferme en outre 2 à 3 pour 100 d'*acide scléro-mucique* soluble dans l'eau et dans l'alcool à 75°, insoluble dans l'alcool à 90. Il renfermerait 40 parties de carbone, 5,2 d'hydrogène et 4,2 pour 100 d'azote. A la dose de 2 à 3 centigrammes, il amène une paralysie complète chez la grenouille. Le professeur Von Holst l'a administré en injections sous-cutanées à la dose de 4 à 5 centigrammes et se loue de son efficacité.

3° Le seigle ergoté renferme également une matière colorante, rouge, importante à connaître pour les recherches judiciaires ; c'est la *scléérythrine*. On l'extrait, à l'aide de l'alcool, du seigle ergoté préalablement épuisé par une solution aqueuse d'acide tartrique. Elle est accompagnée d'une autre matière colorante assez semblable la *scléroïodine*.

4° En traitant par l'éther, le seigle ergoté qui a servi à la préparation de la *scléérythrine* et de la *scléroïodine*, on peut en extraire une masse cristalline constituée par des aiguilles cristallines incolores, la *scléro-cristalline* et des *plaques jaune-citron*. Toutes deux sont sans action sur la grenouille.

5° L'ergot renferme encore une matière jaune amorphe.

6° Une substance brune résineuse.

7° L'ergotine et l'écholine de Wenzel sont sans action sur la grenouille.

8° Enfin, l'ergotinine de M. Tanret ne serait pas une espèce chimique définie, mais un mélange de *sclérérythrine* et de diverses autres substances.

N'ayant pas eu jusqu'à présent à notre disposition ni de la scléro-mucine, ni de l'acide scléromucique, nous n'avons pu apprécier l'action de ces substances. Mais il nous sera peut-être permis, ainsi que nous allons le voir bientôt, de déduire indirectement cette appréciation des résultats que nous avons obtenus grâce aux diverses préparations qui nous ont été fournies par M. Yvon.

Un mot auparavant sur l'ergotinine Tanret.

Constatons d'abord qu'aux assertions de M. Dragendorff, M. Tanret a répondu en confirmant ses premiers résultats et en reposant à son *ergotinine* toute analogie avec la *sclérérythrine*.

Mais, enfin, comment se comporte physiologiquement l'ergotinine ?

Dans les premiers essais expérimentaux que nous avons faits avec cette substance, nous plaçant dans l'hypothèse que nous avions affaire à un principe immédiat véritable, et, par conséquent, à un principe très-actif, nous procédons par doses très-inférieures, c'est-à-dire par milligrammes et nous obtenions des effets très-peu marqués, ou en tous cas fort incertains, notamment sur l'oreille si sensible de notre lapin albinos, ayant subi l'énervation des vaisseaux auriculaires. Nous avons dû recourir à des doses plus élevées et arriver à l'administration par voie sous-cutanée de 1 centigramme au moins de principe actif, pour obtenir un effet non douteux (anémiation de l'oreille) chez le lapin et à 2 centigrammes chez le chien.

Dans ce dernier cas, il s'agissait d'un chien mâtiné, de moyenne taille, du poids de 10 kilog. 500 gr., ayant acquis déjà une certaine accoutumance aux préparations d'ergot de seigle. Après avoir reçu une injection hypodermique, 2 centimètres cubes d'une solution contenant un centigramme d'ergotinine par centimètre cube d'eau distillée, il a présenté les phénomènes suivants : malaise, inquiétude, agitation ; puis défécation diarrhéiques successives précédées très-probablement de coliques, vomissements réitérés, dilatation pupillaire.

Ces accidents, d'ailleurs, se sont progressivement calmés et le lendemain l'animal quoique visiblement fatigué avait repris ses allures normales habituelles.

L'ergotinine employée dans ce cas et qui nous avait été très-gracieusement envoyée par M. Tanret lui-même, par l'intermédiaire de M. Duquesnel, était un produit d'une très-belle cristallisation et sans aucune coloration.

Nous nous étions servis auparavant d'une solution colorée, préparée probablement avec un produit amorphe non purifié, et qui ne nous avait donné de résultats bien accentués qu'à des doses relativement élevées. Nous avons lieu de croire que c'est de ce produit amorphe qu'a fait usage M. Budin, dans les expériences qu'il a entreprises de son côté et dont il a donné la relation à la Société de biologie, du 19 mars 1878.

D'après ces expériences, il n'aurait pas fallu moins de 80 milligr. d'ergotinine, c'est-à-dire 0 gr. 08, en injection sous-cutanée, pour amener des effets accentués (coliques, vomissements et abaissement thermique) chez un chien. 105 milligrammes ont été nécessaires en ingestion dans l'estomac, sous forme de sirop, pour produire la mort chez un second chien après un certain nombre d'heures, avec un abaissement considérable de température.

Sur le lapin 4 milligrammes, en injection sous-cutanée, n'ont déterminé qu'un très-léger abaissement de température, et 60 milligrammes ont amené des mouvents convulsifs, de la paralysie, un abaissement thermique considérable et enfin la mort au bout de quatre heures.

MM. Budin et Gallipe ont omis de signaler le poids de leurs animaux, notamment le poids des chiens sur lesquels ils ont expérimenté. Mais si nous en jugeons par les désignations du premier : *gros terre-neuve noir*, il y a lieu de supposer qu'il s'agissait en ce cas d'un animal d'une force et d'un poids exceptionnels, ce qui expliquerait la dose, relativement considérable, nécessitée pour obtenir des signes non douteux de l'action de la substance. La dose de 105 milligrammes qui a causé la mort chez un second chien, en ingestion stomacale, est bien plus élevée encore, surtout si l'on considère qu'il s'agit ici d'un petit chien. On voit combien grand est l'écart entre ces doses et celle qui nous a donné des résultats très-nets chez le chien dont nous avons résumé plus haut l'observation, et chez lequel 2 centigrammes ont suffi pour provoquer des accidents qui constituent le commencement d'une réelle toxicité.

N'est-on pas autorisé à voir dans tout ceci la preuve que le produit qui a servi à ces diverses expérimentations n'est pas le même, c'est-à-dire qu'il n'est pas au point de vue chimique toujours identique à lui-même. Ce qui parait en témoigner encore, c'est le résultat clinique signalé par M. le Dr Dujardin-Baumetz, lequel aurait vu de 4 à 5 milligrammes d'ergotinine Tanret produire chez ses malades, en injection sous-cutanée, des vomissements et des coliques douloureuses durant vingt-quatre heures, et cela sans effet thérapeutique proportionnel, puisqu'en pareil cas les métrorrhagies (en dehors de l'état puerpéral) n'étaient arrêtées qu'après un temps très-long.

Il y a dans ces données soit de l'expérimentation, soit de l'observation clinique des contradictions qui ne sauraient, nous le répétons, s'expliquer autrement que par ce fait que la substance dont on a fait usage dans ces diverses circonstances diffère notablement dans son activité et, par conséquent, dans sa constitution chimique. Il convient d'ajouter qu'un milligramme d'ergotinine correspondrait en poids à un gramme d'ergot ; de sorte qu'une dose véritablement active du principe immédiat équivaudrait en moyenne aux doses énormes de 40 à 60 grammes en injection sous-cutanée, de 80 à 100 grammes en ingestion stomacale de la substance brute.

Voici, d'ailleurs, quelques-unes des expériences qui démontrent cette inconstance et cette irrégularité dans l'action de l'ergotinine.

Experience XI. — Essai expérimental de l'ergotinine amorphe et de l'ergotinine cristallisée (de Tanret) en injection hypodermique. — Effets nul ou douteux à la dose de 2 milligrammes de ces substances chez les cobayes et chez le lapin.

4 heures. Nous prenons deux cobayes de force et de poids à peu près égaux et nous injectons à l'un *un* milligramme d'ergotinine cristallisée, à l'autre même dose d'ergotinine amorphe. — En même temps, nous injectons *un* milligramme d'ergotinine cristallisée entre les deux oreilles d'un lapin, qui a subi, il y a onze jours, la section du sympathique, et qui présente des phénomènes de vasculo-dilatation du côté de l'oreille droite.

A 5 heures. Nos animaux n'ayant encore présenté aucun phénomène caractéristique pouvant se rapporter à l'action de l'ergotinine, nous faisons de nouvelles injections de 1 milligramme respectivement *ut suprà*. — Chaque animal a donc reçu 2 milligrammes de la même substance.

De 5 h. 5 à 5 h. 20, l'oreille droite du lapin paraît s'anémier et se refroidir. Les pupilles se dilatent. Mais ces symptômes loin de s'accentuer diminuent bientôt.

Quant aux cobayes, ils semblent absolument insensibles à l'action de l'ergotinine.

Au bout de deux jours, nous constatons un petit abcès chez le lapin au niveau de la piqûre.

Exp. XII.— Essai expérimental de l'ergotinine amorphe et de l'ergotinine cristallisée.—Injection hypodermique de quatre milligrammes de chacune de ces substances respectivement à deux cobayes. — Effets presque nuls.

4 heures. Nous prenons deux cobayes sensiblement égaux en force et en poids.

Nous injectons à l'un 4 milligrammes d'ergotinine amorphe; à l'autre 4 milligrammes d'ergotinine cristallisée.

4 h. 15. Celui qui a reçu la substance amorphe urine abondamment. C'est le seul symptôme qu'il ait présenté jusqu'à 6 heures. — L'animal qui a reçu la substance cristallisée ne présente rien qui soit digne d'être noté.

Exp. XIII. — Injection hypodermique à un lapin blanc de 1 centigramme d'ergotinine cristallisée de Tanret. — Effets peu appréciables. — Pas d'action toxique.

Lapin blanc sur lequel on a pratiqué l'énervation des vaisseaux de l'oreille droite, il y a huit jours (section du sympathique et du grand nerf auriculaire). L'oreille droite est plus rouge et plus chaude que la gauche. La pupille est plus petite à droite qu'à gauche.

5 h. 50. Injection à la nuque de 1 centimètre cube d'une solution contenant 1 centigramme d'ergotinine cristallisée de Tauret.

6 h. 15. Nous ne pouvons encore noter qu'une anémiation très-légère de la pointe de l'oreille droite.

6 h. 20. Aucun résultat bien net ne se manifeste du côté des oreilles. Quant à la dilatation pupillaire elle très-douteuse.

Vers 7 heures, au moment où nous quittons l'animal, il ne semble pas souffrir, il se promène sur la table d'expérience où on l'a laissé libre. Ni du côté des oreilles, ni du côté des pupilles nous ne trouvons aucune modification notable qui puisse être rapportée à l'action de l'ergotinine.

Exp. XIV. — Injection hypodermique de 2 centigrammes 1/2 d'ergotinine cristallisée à une chienne. — Vomissements répétés. — Urines, défécation. — Mydriase.

Chienne de petite taille, peu vigoureuse.

3 h. 30. Injection à l'aide d'une solution d'ergotinine cristallisée de Tanret, soit 2 centimètres cubes contenant 2 centigrammes et demi de principe actif. — L'injection ne semble pas être douloureuse.

3 h. 50. L'animal qui avait uriné un peu avant l'injection urine de nouveau.

4 heures. Plaintes, salivation.

4 h. 15. Vomissements verdâtres qui se succèdent d'une façon presque continue jusqu'à 5 heures, de cinq en cinq minutes environ.

5 h. 30. Urine.

5 h. 38. Défécation. Selles normales, puis glaireuses; efforts d'expulsion, ténesme.

5 h. 45. Dernier vomissement. A partir de ce moment, l'animal semble se remettre. Le lendemain nous le trouvons bien portant.

Au bout de trois jours, un petit abcès suivi d'eschares au niveau de la piqûre.

Il suffit de consulter attentivement ces faits pour se convaincre de la variabilité de l'action de la substance. On aura remarqué également la formation d'abcès au niveau de l'injection.

Il y a dans ces variations une anomalie que nous nous empressons de signaler à l'attention de M. Tanret, dont les persévérants et louables efforts, s'ils étaient couronnés de succès, rendraient le plus grand service à la thérapeutique, en la dotant d'un des plus précieux moyens dont elle puisse disposer.

Nous verrons d'ailleurs bientôt par quelques observations cliniques dans lesquelles on a fait l'essai de l'ergotinine de M. Tanret, q'elle n'a pas encore répondu à l'espoir qu'on avait placé en elle. Il semble en effet qu'elle ait plutôt donné lieu à des phénomènes d'un ordre toxique qu'à des résultats thérapeutiques ; ce qui concorde du reste avec les données de l'expérimentation.

En l'état actuel des choses, force est donc de s'adresser à des préparations dont l'activité réelle et en même temps la constance, et dont l'appropriation à la méthode hypodermique, permettent une confiance qui ne puisse être en aucun cas démentie.

Ce sont ces préparations que nous allons maintenant passer en revue de façon à faciliter le choix qu'il convient de faire pour la pratique.

§ II. — *Etude expérimentale comparative des préparations d'ergot de seigle avec ou sans les principes actifs.*

Nous avons vu que l'ergotine, ou plutôt l'extrait d'ergot de Bonjean, ne se prêtait pas à des solutions d'une limpidité irréprochable et appropriée aux usages de la méthode hypodermique. D'un autre côté, M. Carles, de Bordeaux, a clairement démontré la composition de ce produit n'est ni uniforme, ni constante ; d'où il résulte que le dosage exact par rapport à la quantité proportionnelle d'ergot n'est pas possible.

Nous venons de démontrer en outre que l'ergotinine de M. Tanret, soit amorphe, soit cristallisée, ne fournissait pas, du moins au point de vue de la recherche physiologique, des résultats constants. La variabilité de ses effets, leur tendance prédominante à la toxicité, nous ont amené à penser que ce n'était point là le dernier mot de la chimie, en ce qui concerne la recherche du principe immédiat médicamenteux de l'ergot de seigle.

En présence de cet état de chose, nous avons essayé de résoudre la question de pharmacologie et de thérapeutique en prenant pour guide les résultats de l'analyse expérimentale nous espérons y être parvenu autant que cela était possible, grâce à l'empressement qu'a mis à nous seconder M. Yvon, avec toute la compétence qu'on lui connaît.

Réaliser une préparation contenant le principe actif de l'ergot dans sa plus grande pureté possible, susceptible d'être exactement dosée en volume par rapport au poids de la matière première, d'une limpidité et d'une inaltérabilité parfaites, tel était le problème à résoudre.

Nous avons, pour arriver à cette solution, commencé par la recherche de l'activité relative des divers éléments qui paraissent entrer dans la composition de la substance brute, et qui en peuvent être séparés par l'analyse chimique.

En premier lieu, nous avons préparé une *eau distillée d'ergot* de façon, par conséquent, à isoler le *principe volatil*, auquel on avait déjà attribué une certaine part d'activité dans les effets thérapeutiques de l'ergot.

Eh bien, l'essai expérimental, nous a démontré que l'eau distillée d'ergot n'était pas sans activité physiologique, mais que cette activité était en tout cas, peu énergique, et qu'elle se traduisait principalement par l'effet diurétique. Peut-être y aurait-il, à ce propos, une indication à poser et à poursuivre, relativement à l'emploi de l'eau distillée d'ergot pour obtenir, dans certaines circonstances pathologiques, la diurèse : c'est un point sur lequel nous aurons très-probablement l'occasion de revenir.

Voici deux expériences qui donnent une idée de la limite d'action de l'eau distillée d'ergot.

Exp. XV.—Injection hypodermique d'eau distillée d'ergot de seigle à un cobaye (2 centimètres cubes).— Action sur la sécrétion urinaire et le tube intestinal.

Cobaye femelle, 310 grammes.

4 h. 45. Injection de 2 centimètres cubes d'eau distillée d'ergot de seigle sous la peau du ventre (1 centimètre cube de cette eau distillée correspond à 1 gramme d'ergot).

4 h. 50. Nous n'avons rien à signaler.

5 heures. Défécation, urine.

5 h. 5. Défécation, urine abondante.

5 h. 15. Défécation, cris, urine.

5 h. 35. Urine, malaise évident.

5 h. 48. Urine.

Le lendemain et jours suivants l'animal ne semble pas malade.

Exp. XVI.— Injection hypodermique d'eau distillée d'ergot.—2 centimètres cubes à un lapin blanc. — Action sur la sécrétion urinaire.

Lapin blanc sur lequel on a pratiqué il y a trois semaines la section des nerfs grand sympathique et grand auriculaire du plexus cervical pour énerver les vaisseaux de l'oreille gauche. — Cette oreille est encore très-vascularisée.

4 h. 10. Injection sous-cutanée entre les deux oreilles de 2 centimètres cubes d'eau distillée d'ergot de seigle.

(Nota. 1 centimètre cube de cette eau représente 1 gramme d'ergot).

4 h. 30. Nous n'avons à signaler aucune modification digne d'attention, soit dans l'état général de l'animal, soit dans la vascularisation de l'oreille gauche.

5 heures. Rien de nouveau, tout au plus une apparence de malaise.

5 h. 45. L'animal urine d'une façon excessivement abondante.

Le lendemain et jours suivants, l'animal ne semble pas malade. Ni abcès, ni eschare au niveau de la piqûre.

Lorsqu'on traite une solution aqueuse d'extrait d'ergot (préparée par le procédé que nous allons faire connaître) par de l'alcool à 60°, on obtient un précipité abondant constitué par des matières albuminoïdes ; le précipité redissous dans l'eau distillée donne un liquide clair, qui peut facilement servir à des essais expérimentaux.

Nous avons multiplié ces essais à des doses progressivement croissantes sans jamais obtenir le moindre résultat appréciable, c'est-à-dire un effet physiologique quelconque ainsi qu'en témoignent les expériences ci-dessous :

Exp. XVII.— Injection hypodermique à une lapine de 2 centimètres cube de la solution ne contenant que les matières albuminoïdes. — Pas d'effets physiologiques.

3 h. 45. Lapine à laquelle on injecte sous la peau de l'aine droite 2 centimètres cubes de la solution d'albuminoïdes.

4 heures. Nous n'avons constaté aucun phénomène pouvant être rapporté à l'action de ce liquide.

5 heures. Aucune modification ne s'est produite dans l'état de l'animal. Il ne semble pas souffrir. Ni urine, ni défécation.

Le lendemain et les jours suivants l'animal ne semble pas malade. Pas d'inflammation au niveau de la piqûre.

Exp. XVIII. — Injection hypodermique à un lapin blanc de 1 centimètre cube de la même solution. — Pas d'action appréciable sur les vaisseaux de l'oreille énervée.

Lapin blanc dont l'oreille droite a été énervée. (Section du sympathique et du grand nerf auriculaire).

3 h. 25. Injection de un centimètre cube de la solution cidessus à la base de l'oreille droite.

4 heures. Nous n'avons rien à constater du côté de l'oreille droite ; elle est aussi vascularisée qu'avant l'injection, et l'animal ne semble pas souffrir.

4 h. 25. L'anémiation de l'oreille droite ne se produit pas. Sa température n'a pas changé. La pupille droite reste plus petite que la gauche.

En résumé résultat négatif.

Pour mieux montrer encore l'inactivité de cette préparation, nous avons fait l'expérience comparative suivante, dans laquelle deux animaux de même espèce, et à peu près de même volume, sont soumis l'un à l'influence de la préparation susdite, l'autre à l'influence d'une préparation très-active dont nous allons bientôt nous occuper.

Exp. VIX. — Essai expérimental et comparatif en injection hypodermique de la solution d'albuminoïdes et de la solution contenant les principes actifs de l'ergot.

5 heures. Nous prenons 2 cobayes sensiblement égaux comme taille et comme poids, et nous leur injectons sous la peau du ventre : au cobaye n° 1, un centimètre cube de la première solution ; au cobaye n° 2, un centimètre cube de la seconde solution.

5 h. 20. Cobaye n° 1. Rien à noter.

5 h. 30. L'animal se promène sur la table d'expérience, il ne semble éprouver aucun symptôme appréciable.

6 heures. Miction peu abondante et défécation.

Le lendemain et les jours suivants l'animal est bien portant.

5 h. 15. Cobaye n° 2. Défécation, ténesme. L'animal est ramassé sur son train postérieur. Cris.

5 h. 20. Immobilité. Malaise évident.

5 h. 25. Urine abondante, laiteuse.

5 h. 30. Tremblement. Respiration irrégulière. Etat général grave.

6 h. 5. Urine. Cris.

Le lendemain matin l'animal est trouvé mort.

Nous sommes en conséquence autorisé à conclure qu'aucune activité ne réside dans la portion albuminoïde des éléments qui entrent dans la constitution de l'ergot.

Reste la partie de la solution aqueuse traitée par l'alcool, et qui a été par ce traitement débarrassée des matières albuminoïdes.

Le moment est venu de faire connaître le mode de préparation de cette solution, qui renferme, ainsi que nous allons le voir, les principes actifs de la substance.

Le procédé fondamental employé par M. Yvon pour obtenir la préparation qui contient les principes actifs de l'ergot est le suivant; il importe de le faire connaître dans ses détails, afin de montrer les modifications qu'il a subies pour être simplifié, tout en donnant une préparation dont l'activité nous a été parfaitement démontrée par l'expérimentation physiologique et clinique.

On commence par pulvériser grossièrement le seigle ergoté et par le priver de son huile fixe au moyen du sulfure de carbone, on fait ensuite sécher à air libre et à l'abri de la lumière jusqu'à disparition totale de l'odeur du dissolvant; on introduit cette poudre dans un appareil à déplacement et on l'épuise *à froid* par l'eau distillée renfermant 4 millimètres d'acide tartrique. On chauffe ce liquide de façon à coaguler les matières albuminoïdes et on le réduit, au bain-marie, au tiers de son volume environ; on laisse refroidir et on filtre. On met alors digérer avec un léger excès de *carbonate de chaux* précipité, de façon à saturer l'excès d'acide tartrique; on évapore en consistance sirupeuse et l'on précipite par l'alcool à 90. On filtre de nouveau après refroidissement, on décolore au moyen du noir animal lavé, on filtre de nouveau, on fait dissoudre dans le liquide 15 centigrammes de salicylate de soude pour 100 grammes de seigle, on complète avec de l'eau distillée renfermant un quart de son poids d'eau de laurier cerise, de façon à obtenir un liquide de poids égal à celui du seigle employé, on laisse déposer plusieurs jours dans un endroit frais et tranquille, on décante et on répartit la liqueur dans de petits flacons.

Le liquide ainsi obtenu est d'une couleur ambrée, d'odeur agréable, et il se conserve très-bien dans son état de pureté primitive. Nous en avons vu et expérimenté qui était conservé depuis *près d'un an* dans des flacons en vidange, sans avoir subi la moindre altération, et nous avons pu nous assurer de son activité, il précipite abondamment par les réactifs des alcaloïdes ; et obtenu dans les conditions précédentes, il représente un poids égal de l'ergot, c'est-à dire que 1 centimètre cube de la solution représente 1 gramme d'ergot. On peut d'ailleurs, à volonté, concentrer le liquide de façon à ce que 1 centimètre cube représente 2 grammes et même plus d'ergot.

Enfin, il est parfaitement limpide, et se prête fort bien aux injections hypodermiques.

Dans une de nos expériences typiques, (IV) à laquelle nous prions le lecteur de se reporter, nous avons employé précisément la préparation dont il s'agit, et nous désignerons pour abréger par le n° I. Or, le résultat a été caractéristique, puisqu'il démontre l'action fondamentale de l'ergot de seigle sur la tunique musculeuse des vaisseaux.

Dans les expériences qui suivent, nous avons essayé de mettre en relief les effets locaux et généraux de cette préparation sur un organisme relativement supérieur, celui du chien.

§ III. Essai expérimental de la solution d'extrait de seigle ergoté (Yvon n° 1. *Un centimètre cube de cette solution représente un gramme d'ergot.*

Trois expériences sur une chienne. — Action sur la température, sur le tube digestif, sur l'appareil urinaire .— Peu on point d'action irritante locale.

Exp. XX. — Injection en deux fois de 2 centimètres cubes. — Léger abaissement thermique. — Miction abondante. — Pas d'action toxique. — Peu ou point d'action irritante locale.

Chienne de taille moyenne et du poids de 15 kilogrammes.

Avant l'expérience, T. R., 38°,8.

4 h. 45. Injection sous-cutanée à l'aine gauche de un centimètre cube de la solution ci-dessus.

7 h. 55. Le liquide injecté ne semble pas avoir provoqué une douleur bien vive. L'état général de l'animal ne semble avoir

subi aucune modification. La respiration et les battements cardiaques sont calmes. Les pupilles restent mobiles et dilatées normalement.

5 h. 10. L'animal est tranquille.

5 h. 15. Nouvelle injection de un centimètre cube de la solution ci-dessus, faite à l'aine droite. Cette injection, pas plus que la première, ne provoque de cris de douleur. On peut donc croire que l'action irritante locale immédiate est faible.

5 h. 35. L'animal ne manifeste aucun malaise. Il urine abondamment.

5 h. 55. T. R. 38°,6.

Le lendemain et jours suivants l'animal est bien portant. Au niveau des piqûres une très-légère induration. Pas d'abcès ni d'eschare.

Exp. XXI. — Injection en une seule fois de 3 centimètres cubes. — Léger abaissement thermique. — Miction abondante. — Mydriase. — Vomissements. — Nausées. — Eructations. — Peu ou point d'action irritante locale.

Chienne de l'expérience précédente, après un repos de cinq jours.

3 h. 45. T. R., 39°.

3 h. 50. Injection de 3 centimètres cubes de la solution indiquée plus haut, à la peau de la région abdominale antérieure. Cette injection ne fait pousser aucun cri à l'animal.

4 h. Les pupilles sont dilatées mais mobiles.

4 h. 5. La dilatation des pupilles s'accentue, mais leur mobilité persiste.

4 h. 35. T. R., 38°,8.

4 h. 45. L'animal urine abondamment.

5 heures. Vomissement liquide mêlé de parcelles alimentaires.

5 h. 45. L'animal mange sa pâtée.

5 h. 50. Eructations, nausées, mais pas de nouveaux vomissements.

Le lendemain et les jours suivants l'animal ne semble pas malade. Au niveau de la piqûre une légère induration; ni abcès, ni eschare.

Exp. XXII. — Injection en une seule fois de 3 centimètres cubes. — Tremblement. — Mictions répétées. — Défécation. — Mydriase.

Chienne des deux expériences précédentes après plus d'une semaine d'intervalle.

3 h. 45. Injection de 3 centimètres cubes, en une seule, fois de la solution ci-dessus à la peau du ventre. L'injection ne fait pousser aucun cri à l'animal.

(*Nota.* — L'animal avait uriné peu d'instants avant l'injection).

4 h. Tremblement. Les pupilles sont un peu dilatées.

4 h. 5. Urine.

4 h. 10. Urine.

4 h. 15. Défécation.

Ni le lendemain ni les jours suivants l'animal n'est malade L'état de la peau au niveau de la piqûre est le même que dans les deux expériences précédentes.

On le voit par ces faits, l'activité de cette préparation n'est pas douteuse et nous allons voir tout à l'heure que sur certains organismes très-sensibles, cette activité peut aller jusqu'au degré toxique réel.

Peut-être aura-t-on trouvé que le procédé de M. Yvon, que nous avons donné plus haut dans tous ses détails, présente une certaine complexité. Dans le but de le simplifier, M. Yvon l'a récemment modifié de la façon suivante :

Après avoir épuisé le seigle à froid par de l'eau qui contient un millième de son poids d'acide tartrique, on précipite par l'acétate basique de plomb, on filtre pour séparer le précipité, puis on élimine l'excès de plomb par un courant *d'hydrogène sulfuré.* On filtre et on évapore au bain-marie.

Ce que cette préparation présente de particulier, ce

qui nous a été révélé par l'expérimentation, c'est que tout en étant douée d'une activité réelle, elle n'a pas les propriétés toxiques aussi intenses de la première. Quelle influence le procédé chimique a-t-il à cet égard? Nous ne saurions le dire, car jusqu'à présent nous ne sommes pas parvenu à isoler, quelque soin que nous ayons mis à cette analyse à la fois chimique et expérimentale, le principe toxique de l'ergot. Peut-être l'intervention de l'hydrogène sulfuré n'est-elle pas étrangère à ce résultat.

Quoi qu'il en soit, voici un certain nombre d'expériences destinées à montrer l'activité absolue et comparative de ces deux préparations qui dérivent en somme l'une de l'autre.

Exp. XXIII.—Injection hypodermique à un cobaye de 1/2 centimètre cube de la solution n° 1.— Mictions répétées.— Mort le lendemain.

A un cobaye du poids de 300 grammes (qui avait reçu deux jours avant 1/2 centimètre cube de la solution n° 2, et qui avait survécu, nous injectons sous la peau du ventre, à 2 heures, un demi-centimètre cube de la solution n° 1 = 0,50 centigr. d'ergot.

2 h. 15. Urine et cris.

2 h. 25. Urine. Immobilité.

2 h. 35. Urine.

2 h. 50. Urine.

3 h. Urine.

L'animal reste ensuite dans l'immobilité. Le lendemain il meurt vers midi.

Autopsie. — Poumons congestionnés. Reins noirâtres. Vessie pleine.

Exp. XXIV. — Injection hypodermique à un cobaye de 1 centimètre cube de la solution n° 1. — Mort rapide.

3 h. 45. Cobaye femelle, 380 gr.

Injection de 1 centimètre cube sous la peau du ventre.

3 h. 48. Secousses dans tout le corps. Troubles de la mécanique respiratoire. L'animal tombe sur le côté. Collapsus.

L'action réflexe est conservée dans les membres antérieurs et postérieurs.

3 h. 50. Il n'y a plus de respiration. Le cœur bat encore quarante fois par minute. Mort réelle après quelques minutes.

4 h. On ouvre l'animal : la vessie est pleine. Il y a encore quelques contractions des oreillettes.

Exp. XXVI.—Injection hypodermique à un cobaye de 1/2 centimètre cube de la solution n° 2. — Urine. — Malaise. — Mort environ vingt-quatre heures.

2 h. 20. Injection à un cobaye de 335 grammes de 1/2 centimètre cube de la solution D à l'aine,

3 h. L'animal est encore bien portant. Rien à signaler.

3 h. 30. Urine.

4 h. 30. A uriné deux fois depuis une heure. Un peu de malaise.

Le lendemain, dans la matinée, l'animal mange. Il succombe cependant dans l'après-midi.

Exp. XXV. — Injection hypodermique à un cobaye de 1 centimètre cube de la solution n° 2. — Cris. — Urine. — Malaise. — Mort au bout de quelques heures. — Autopsie.

4 h. 45. Cobaye, 350 gr. Injection à l'aine droite de 1 centimètre cube de la solution n° 2.

5 h. L'animal semble éprouver du malaise. Il est immobile.

5 h. 10. Cris (coliques ?)

5 h. 12. Urine; avec réactif de Dragendorff, traces d'ergotine.

5 h. 30. Cris répétés. L'animal est immobile. La respiration est lente.

L'animal meurt dans la nuit.

Autopsie. — Poumons congestionnés. Foyers d'apoplexie. Foie rouge, sombre. Estomac vide. Intestins : rien de particulier. Reins noirâtres. Vessie très-pleine et pâle. Cœur : ventricule droit, vide ; ventricule gauche, quelques caillots noirâtres.

On suit dans les observations expérimentales qui précèdent la gradation successive des effets respectifs, des deux préparations. Il paraît évident que, parfaitement actives l'une et l'autre, la première l'est cependant à un degré notablement supérieur et qui touche ainsi que nous l'avons déjà remarqué à la toxicité réelle ; du moins chez les animaux dont il est ici question.

Il était intéressant de poursuivre la même comparaison expérimentale sur des organismes plus élevés dans l'échelle, et plus résistants. Voici ce que nous avons observé dans ces conditions chez le lapin et chez le chien.

Exp. XXVII. — Injection hypodermique de 2 centimètres cubes de la solution n° 1, à la région abdominale d'un lapin. — Défécations répétées. — Malaise. — Tremblement. — Miction abondante.

2 h. 40. Injection à la peau du ventre d'un lapin, de 2 centimètres cubes de la solution n° 1.

3 h. 5. Défécations répétées.

3 h. 10. Défécation. L'animal est couché sur le ventre et semble souffrir. Tremblement. Mydriase.

4 heures. Défécation.

4 h. 30. Miction très-abondante. L'urine est claire, le réactif de Dragendorff y décèle de l'ergotine.

Le lendemain et jours suivants l'animal ne présente aucun phénomène anormal.

Ni abcès ni eschare au niveau de la piqûre.

Exp. XXVIII.—Injection hypodermique à un lapin de 2 centimètres cubes de la solution n° 2. — Défécation. — Action sur les vaisseaux.

Lapin blanc sur lequel on a pratiqué l'énervation des vaisseaux de l'oreille droite (section du sympathique et du grand nerf auriculaire).

4 h. 15. Injection entre les deux oreilles, de 2 centimètres cubes de la solution n° 2.

4 h. 30. L'oreille droite est encore très-rouge et très-chaude. La pupille droite contractée. Aucun effet appréciable ne se manifeste.

4 h. 35. Mydriase légère à droite. Défécation. Légère anémiation de la pointe de l'oreille droite.

4 h. 50. *Statu quo.*

5 h. 20. L'anémiation de l'oreille et la dilatation de la pupille du côté droit ne sont pas douteuses.

L'animal ne présente pas d'autres symptômes appréciables.

Exp. XXIX. — Injection hypodermique à une chienne de 4 centimètres cubes de la solution n° 2.— Urine. — Défécation.—Malaise.

Chienne de taille moyenne, 12 kilogrammes.

2 h. 15. Injection sous la peau du ventre, de 4 centimètres cubes de la solution n° 2.

2 h. 25. Urine.

2 h. 35. Tremblement.

2 h. 40. Défécation.

2 h. 45. Urine.

3 heures. Tremblement. Respiration calme.

5 heures. L'animal mange comme d'habitude sa pâtée du soir.

Le lendemain et les jours suivants il ne présente aucun symptôme appréciable. Ni abcès ni eschare au niveau de la piqûre.

Ces faits peuvent se passer de commentaires. Ils montrent de la façon la plus claire le degré d'activité des préparations qui s'y trouvent mises en parallèle.

La différence en somme n'est pas considérable. Nous avions tout d'abord cru devoir donner la préférence à la seconde, à raison même des résultats de l'expérimentation qui semblent accuser un certain degré de toxicité chez la première. Mais après avoir conservé longtemps dans des petits flacons en vidange, l'une et l'autre de ces préparations, nous nous sommes aperçu tout dernièrement que la seconde se troublait légèrement et perdait de sa limpidité, tandis que l'autre n'offre pas la moindre altération appréciable après plus d'une année de conservation. Quelle est la cause de cette adultération de la solution dans un cas? C'est ce que nous ne saurions dire. Il appartient à notre collaborateur en chimie de déceler cette cause, et de chercher à y échapper. Quoi qu'il en soit, les applications cliniques, que nous allons maintenant aborder, vont témoigner à leur tour de la réalité de l'action de ces préparations sur le terrain clinique comme sur le terrain physiologique.

TROISIÈME PARTIE

Clinique et Thérapeutique.

Dans la recherche des applications de la substance médicamenteuse, recherche qui constitue la partie essentiellement pratique de ce travail, nous avons eu principalement pour but, ainsi que nous l'avons déjà fait pressentir, d'apporter autant que possible une consécration aux résultats particuliers qui nous ont été fournis par notre étude expérimentale ; c'est pourquoi nous nous sommes renfermé dans le cadre, déjà assez large du reste, de certaines affections hémorrhagiques dont le traitement est surtout tributaire de l'ergot de seigle. En d'autres termes, c'est l'*hémorrhagie*, dans plusieurs de ses modes et de ses localisations, qui se trouve particulièrement visée dans nos observations cliniques.

Malgré tout notre desir de réaliser l'essai des préparations que les recherches physiologiques nous ont conduit à recommander et à choisir, et malgré tout ce que nous avons fait pour satisfaire ce désir, nous n'avons pu, à notre vif regret, obtenir qu'un petit nombre de cas, mais qui sont très-démonstratifs. Nous n'en remercions pas moins les honorables maîtres qui ont bien voulu mettre à notre disposition leur service pour cet essai. — Nous adressons en particulier à M. Legroux, qui nous a fourni d'importants matériaux pour la partie clinique de ce travail, l'expression de notre vive gratitude.

Les faits qui vont suivre sont classés sous quatre chefs principaux, selon le siége de l'hémorrhagie :

1° Métrorrhagies.

2° Hémorrhagies du tube digestif.

3° Hémoptysies.

4° Epistaxis.

Ces hémorrhagies seront d'ailleurs naturellement sous-divisées, selon leur étiologie appréciable.

Nos observations prises avec le plus grand soin possible et très-circonstanciées, peuvent se passer de commentaires. Nous nous appliquerons cependant à faire ressortir à l'occasion les points qui méritent d'être mis leplus en relief.

I. — MÉTRORRHAGIES

§ I. *Métrorrhagies symptomatiques d'affections chroniques organiques de l'utérus.*

Les trois observations qui vont suivre se rapportent à l'emploi des préparations Yvon, sur lesquelles nous avons tant insisté dans notre partie pharmacologique. Nous les avons mis en titre de ce chapitre afin de les rapprocher autant que possible des résultats physiologiques.

On remarquera que l'injection hypodermique d'ergotine (suivant la formule Yvon) a été le seul moyen thérapeutique efficace, dans les observations de M. Legroux et de M. Sée.

Obs. I. — Due à l'obligeance de M. le docteur Legroux, médecin des hôpitaux, professeur agrégé — Métrorrhagie datant de deux mois, entretenue par un corps fibreux utérin, rapidement arrêtée par deux injections hypodermiques d'ergotine (formule Yvon).

Madame X..., âgée d'environ 48 ans, habite une des grandes villes du centre. Elle a toujours eu une bonne constitution et n'a jamais fait de maladies sérieuses. Elle a deux enfants : à la dernière couche, en 1858, quelques accidents graves survinrent, sur lesquels je n'ai pas de détails précis, mais qui ne semblent pas avoir laissé de traces. Depuis cette époque, la santé de madame X... s'est maintenue satisfaisante.

Depuis deux ans, la menstruation, autrefois très-régulière, s'est un peu dérangée; les règles n'apparaissent que tous les 2 ou 3 mois, modérément abondantes, sans douleurs.

En septembre dernier, pas de menstruation.

Vers la fin du mois d'octobre, madame X., fit une chute en arrière étant montée sur une chaise devant une armoire. Après la première émotion, elle reconnut qu'elle n'avait qu'un peu mal aux reins. Cependant, le lendemain elle vit paraître un peu de sang et pensa que la chute avait provoqué l'apparition menstruelle qu'elle attendait d'ailleurs vers ce moment. Au lieu de s'arrêter après 6 ou 7 jours de durée, l'hémorrhagie peu abondante d'ailleurs continua. Un instant inquiète de cette prolongation, elle consulta son médecin qui ne vit là qu'un accident ordinaire de la ménopause et prescrivit un peu de repos, et des pilules d'ergotine dont j'ignore la formule.

L'hémorrhagie persista, tantôt faible, tantôt plus forte, pendant tout le mois de novembre et de décembre. Les forces semblaient peu affaiblies : madame X... continuait sa vie ordinaire, et s'inquiétait peu en raison des affirmations de son médecin, qui persistait à considérer la perte comme un fait relativement physiologique.

Vers le 25 décembre, obligée de venir à Paris, madame X... fait en chemin de fer un voyage de quelques heures : elle arrive dans sa famille, fait les jours suivants, et malgré une faiblesse très-grande causée par une recrudescence dans la perte sanguine, plusieurs courses en voiture.

Le 30 décembre, la perte prend des proportions inquiétantes, la faiblesse devient extrême, et je suis appelé auprès de la malade que je connaissais d'ailleurs depuis de longues années.

Le 31 décembre, je trouve madame X... dans un état d'anémie extrême : pâleur remarquable de la peau et des muqueuses, pouls faible, filiforme, tendance aux syncopes dès qu'elle prend la position verticale ou assise, souffle intense à la base du cœur et dans les vaisseaux du cou, refroidissement des extrémités, etc. La métrorrhagie était alors très-abondante; en un instant, une serviette blanche était imbibée de sang et les linges devaient être changés tous les quarts d'heure; quelques caillots, résultant de la stagnation du sang dans le vagin, étaient de temps en temps expulsés. Pas de douleurs, pas de contractions utérines.

Le toucher vaginal (qui n'avait pas été pratiqué depuis 1858, lors du dernier accouchement !) me montre l'existence d'une tumeur dure, peu sensible, occupant la partie postérieure de l'utérus et l'immobilisant, en même temps qu'elle s'appuie sur le rectum. La sensation est celle que donnent les fibromes péri-utérins. Le col de la matrice est légèrement entr'ouvert, non ramolli, insensible.

Le toucher rectal me confirme dans l'opinion que la tumeur est adhérente au corps de l'utérus, qu'elle le déborde de chaque côté, et qu'elle occupe une partie du petit bassin, comprimant le rectum et refoulant le corps utérin en avant. En aucun point je n'ai de sensation de fluctuation : la tumeur est une masse uniformément ferme, dure, sans bosselure.

Cherchant dans les antécédents de madame X... je ne trouve aucun indice de pelvi-péritonite bien nette, aucun indice d'hématocèle. Je pense donc par élimination d'une part et d'après les caractères mêmes de la tumeur qu'il s'agit là d'une masse fibreuse développée dans le corps de l'utérus et progressant vers la face postérieure de manière à occuper une partie du petit bassin. La chute en octobre ne s'est accompagnée d'aucun de ces phénomènes solennels qui marquent la formation d'une hématocèle; l'absence de douleur, le peu de gêne fonctionnelle éprouvée par la malade me confirment dans le diagnostic émis plus haut.

La situation était pressante, car l'anémie faisait de rapides progrès. Je prescrivis le traitement habituel des pertes utérines: position élevée du bassin, compresses froides, glacées, etc.

Le soir, je revis la malade dont la perte continuait, et dès lors, m'étant muni d'ergotine de M. Yvon, je fis à 6 heures du soir, une injection au-dessus du pubis d'un centimètre cube de la solution (dose qui correspond à la quantité fournie par un gramme d'ergot de seigle).

Douleur assez vive au niveau de la piqûre mais rapidement calmée après l'injection.

Dès le soir, la perte diminua sensiblement. La nuit fut meilleure, moins interrompue par la nécessité de changer les serviettes.

Le lendemain 1er janvier 1878, je constate dès le matin une amélioration fort sensible, le sang suinte, mais ne coule pas rapidement comme la veille; la faiblesse est toujours excessive.

Je ne juge pas à propos ni le matin ni le soir de refaire une nouvelle injection, la perte diminuait au point qu'on pouvait espérer la voir s'arrêter complètement; d'autre part, l'endroit où la piqûre avait été faite était un peu gonflé et douloureux à la pression, et la malade redoutait un peu ce moyen.

Le 2 janvier cependant, observant que l'hémorrhagie avait quelques tendances à redevenir abondante à certains moments je refis une seconde injection d'un centimètre cube de la même solution d'ergotine. L'injection a été cette fois moins sensible et ne fut pas suivie d'un gonflement aussi douloureux qu'après la première. Quelque temps après, madame X... s'aperçoit que le sang coule beaucoup plus lentement : des serviettes restent intactes pendant 10, 15 et 20 minutes, alors que les jours précédents, à peine étaient-elles placées qu'elles se remplissaient de sang. Du bouillon glacé, un peu de vin sucré, des oranges, etc., furent pris avec plaisir.

Le lendemain 3 janvier, la malade se réjouit de voir le sang s'arrêter pendant plusieurs heures.

Le 4, les suspensions de l'écoulement sont plus longues. Le toucher peut être pratiqué sans que le doigt soit teint par le sang.

Les 5, 6 et 7, l'état s'améliore de plus en plus: le 6 janvier, 2 serviettes seulement furent tachées; le 7 la perte est définitivement arrêtée et ne reparaît pas, malgré les mouvements que fait la malade et malgré la position assise sur le lit qu'elle a prise plusieurs fois au moment des repas.

L'alimentation est très-bien tolérée : les selles sont facilitées par des lavements. Les forces reprennent rapidement, et le 8, madame X... peut se lever pendant quelques heures.

Quinze jours après, elle mariait sa fille et pouvait faire face aux fatigues qu'un tel événement de famille entraîne pour une femme.

Depuis elle est retournée en province et s'y porte bien. Avant son départ, j'avais pu m'assurer que la tumeur existait toujours avec les caractères que j'ai décrits.

Obs. II. — Due à l'obligeance de M. Legroux, médecin des hôpitaux, professeur agrégé. — Recueillie par M. Havage, interne. — Tumeur fibreuse de l'utérus. — Métrorrhagies persistantes. — Injections sous cutanées d'ergotine des hôpitaux, et d'ergotine suivant la formule de M. Yvon. Effets thérapeutiques.

P... (Elise), cuisinière, entre à l'hôpital Temporaire le 6 décembre 1877.

Depuis l'âge de 14 ans, où elle fut menstruée, elle eut à chaque époque une véritable ménorrhagie.

Au moins de mai 1877, les pertes devinrent plus abondantes et s'accompagnèrent de coliques et d'expulsion douloureuse de caillots sanguins. Ces phénomènes se reproduisirent au moment des menstrues, pendant les mois qui suivirent, malgré les potions à l'ergotine qui furent administrées à la malade.

La malade entra le 6 décembre 1877 à l'hôpital temporaire, où M. Dieulafoy, puis M. Grancher mirent en œuvre les traitements les plus divers : applications froides, vésicatoires successifs, ergotine en potion, etc., etc. Ces moyens n'amenèrent que des diminutions momentanées et fugaces de la perte sanguine. Il n'y eut jamais de cessation complète.

Dans les premiers jours de mai 1878, on commença à sentir, par la palpation abdominale et le toucher vaginal, une tumeur fibreuse située dans le cul-de-sac antérieur. Jusque-là, on avait porté le diagnostic de tumeur fibreuse probable.

A ce moment, première quinzaine de mai, les hémorrhagies continuant toujours, M. Grancher ordonna les injections sous-cutanées d'ergotine en usage dans les hôpitaux, selon la formule suivante : glycérine 15, eau 15, extrait d'ergot (selon Bonjean) 2.

La première injection (une seringue) fut très-douloureuse. Elle amena une induration qui fit souffrir la malade pendant plusieurs jours. On revint aux traitements précédemment employés malgré l'effet hémostatique évident de l'injection hypodermique.

A la fin de juin, M. Legroux ordonna de nouveau l'ergotine en injections sous-cutanées.

On injecta 50 centig. d'extrait d'ergot (selon Bonjean) des hôpitaux dans une solution glycérinée. Les pertes s'arrêtèrent, mais au niveau de l'une des piqûres il y eut une induration qui persista pendant huit jours. Au niveau d'une autre piqûre on constata, au bout de quatre jours, un abcès du volume d'un œuf de pigeon, que l'on dut ouvrir.

Le 11 juillet, les pertes reparaissent, continuent le 12, le 13 et le 14.

Le 14, à 10 heures du matin, on injecte sous la peau du ventre 1 gramme de la solution d'extrait d'ergot selon la formule Yvon. L'injection est peu douloureuse. A midi, la perte est complètement arrêtée.

Le lendemain, 15 juillet, la malade raconte qu'elle a ressenti une sorte d'engourdissement pénible dans le côté du ventre où la piqûre a été faite. On ne constate du reste à ce niveau ni induration ni rougeur. La malade dit qu'elle a uriné plus souvent et en plus grade quantité que d'habitude.

Le 16. La perte n'a pas reparu depuis l'injection, qui n'a produit aucune inflammation.

Dans ce cas particulier on peut remarquer :

1° Que l'ergotine employée par la méthode hypodermique a été la seule médication efficace?

2° Que l'ergotine suivant la formule Yvon a agi avec plus de rapidité et n'a déterminé ni abcès, ni induration comme l'ergotine selon Bonjean.

Obs. III. — Communication de M. Marc Sée, chirurgien des hôpitaux, professeur agrégé. — Corps fibreux utérin, arrêt de métrorrhagie par l'injection sous-cutané d'ergotine selon Yvon.

Une dame de 40 ans environ est atteinte d'un corps fibreux utérin. Depuis plusieurs mois, elle a des métrorrhagies fréquentes et abondantes. On lui a ordonné des potions au perchlorure de fer, à l'ergotine (selon Bonjean), au ratanhia. Ces médications sont restées à peu près sans résultat.

Lorsque M. Marc Sée la voit, elle est dans un état d'abattement et de découragement extrêmes. Elle a depuis plusieurs jours des pertes presque continuelles.

M. Sée injecte dans le tissu cellulaire de la région abdominale 1 demi centimètre cube de la solution Yvon.

Au bout d'une demi-heure au plus les pertes ont cessé. Elles ne reparaissent ni dans la journée ni les jours suivants.

Quinze jours après, M. Sée revoit la malade, qui n'a pas eu une seule métrorrhagie depuis l'injection.

Nota. L'injection n'a pas été douloureuse. Elle n'a amené ni inflammation apparente, ni abcès, ni eschare.

Les deux Observations suivantes rapprochées de celles qu'a publiées M. Dujardin-Beaumetz, montrent que l'*ergotinine* ne présente à faible dose qu'une efficacité douteuse. Cette substance est douloureuse en injection ; elle peut provoquer des vomissements et des phénomènes de torpeur si l'on continue son emploi, ou si l'on élève la dose.

Obs. IV. — Communiquée par M. Legendre, interne de M. le professeur Gosselin. — Métrorrhagies traitées par les injections d'ergotinine Tanret et par le sirop d'ergotinine. — Peu de résultats thérapeutiques. — Quelques effets toxiques.

Femme de 32 ans, encore vierge, entre à l'hôpital avec des pertes quotidiennes. On porte le diagnostic d'épithélioma probable du col utérin.

Le 13 mai. Le matin, injection de 1 milligramme d'ergotinine au pubis. Pas de métrorrhagie. Vomissement.

Le 14. Pas d'injection, pas de métrorrhagies.

Le 15. Pertes légères, malgré une injection de 1 milligramme.

Le 16. Pas de pertes. Injection de 1 milligramme.

Le 17. Pas de pertes. Pas d'injection.

Les jours suivants, on administre chaque matin une cuillerée de sirop d'ergotinine de Taurel, contenant 1 milligramme par cuillerée.

La malade accuse de la céphalalgie et de la torpeur.

Les pertes reparaissent deux fois malgré ce traitement.

Obs. V. — Communiquée par M. Legendre, interne des hôpitaux. Résumé. — Métrorrhagies en rapport après un avortement, injections d'ergotinine. —Peu de résultat.

Femme de 30 ans, enceinte de trois mois. Elle entre à la Charité (service de M. Bernutz, salle Saint-Joseph) le 25 mai pour une métrorrhagie.

Du 25 mai au 1er juin, elle rend chaque jour du sang, des caillots et des débris de membranes. On lui ordonne seulement un repos absolu.

Le 1er juin. Emission du produit de la conception. Les pertes cessent à partir de ce moment.

Le 12. Les pertes reparaissent.

Le 14. Les pertes continuent. On fait dans la matinée une injection de 1 milligramme d'ergotinine cristallisée de Tauret. La métrorrhagie continue pendant toute la journée. Il n'y a eu ni vomissements, ni coliques.

Le 15. Dès le matin les pertes apparaissent; dès le matin également injection de 1 milligramme d'ergotinine cristallisée de Tauret.

La métrorrhagie cesse vers midi et recommence le soir,

Le 16. Pas d'ergotinine, pas de pertes, si ce n'est le soir.

Le 17. On abandonne définitivement l'ergotinine : la malade présente des phénomènes de torpeur et de subdélirium.

Les jours suivants, elle est traitée par l'ergotine des hôpitaux en potion.

Nota. — Les injections d'ergotinine sont, au dire de la malade, bien plus douloureuses que les injections de morphine. Elles n'ont pas produit d'abcès, mais des traces évidentes d'inflammation circonscrite.

Dans toutes les observations qui vont suivre, la préparation d'ergot de seigle employée a été l'ergotine selon Bonjean.

Malgré ses défauts, conservation peu longue, variabilité dans la composition chimique en l'absence d'un mode de préparation uniforme, limpidité douteuse des solutions, l'ergotine Bonjean peut rendre au praticien de grands services. Nous lui préférons et nous avons suffisamment légitime cette préférence, l'extrait liquide de M. Yvon, qui ne présente pas les même sinconvénients et qui jouit d'une activité plus constante.. Mais lorsque l'on n'aura pas sous la main cette dernière substance, l'ergotine Bonjean pourra être utilisée pour combattre les hémorrhagies.

Obs. VI. — Communiquée par M Terrier, chirurgien pes hôpitaux et professeur agrégé. — Fibròme extra-utérin. — Métrorrhagie continuelle. — Injections sous-cutanées d'ergotine. — Insuccès.

Mme L... vint à Paris pour se faire soigner de pertes incessantes, qui durent depuis plusieurs années.

Après environ un mois de traitement dirigé par un médecin des hôpitaux et n'obtenant aucun résultat satisfaisant, elle vint me consulter.

Cette dame, très-faible et surtout extrêmement pâle, perdait constamment une assez grande quantité de sang; au moment des règles, l'écoulement s'accompagnait de vives douleurs et d'expulsions de caillots plus ou moins volumineux.

Je pratiquai le toucher et pus constater l'existence d'une tumeur adhérente à la face postérieure de l'utérus, remplissant le cul-de sac recto-vaginal et même aplatissant un peu le rectum dans l'excavation, d'où une gêne assez grande pour les garde-robes.

Je diagnostiquai une tumeur fibreuse rétro-utérine, diagnostic qui fut d'accord avec celui que M. le professeur Depaul avait porté dans un examen antérieur.

Voulant combattre le symptôme le plus inquiétant, je proposai à Mme L... les injections sous-cutanées d'ergotine, ce qui fut accepté.

Ces injections furent faites régulièrement tous les jours, pendant environ quinze jours.

Au début, l'écoulement sanguin parut diminuer, mais il reprit bientôt son intensité ordinaire. Voulant agir plus efficacement, je prescrivis à la malade le repos absolu au lit, ce qui ne produisit qu'une légère amélioration.

A ce moment, je dus m'absenter de Paris et je priai mon ami et collègue le Dr Terrillon, chirurgien des hôpitaux, de vouloir bien me remplacer auprès de Mme L... et de lui pratiquer les injections sous-cutanées journalières.

L'hémorrhagie loin de s'arrêter ne fit qu'augmenter; de plus Mme L... fut prise de violentes douleurs de reins et de ténesme rectal, si bien que le Dr Terrillon dut cesser les injections avant mon retour.

Lorsque je revis Mme L..., les pertes étaient moindres; les douleurs dues très-certainement à l'action de l'ergotine sur l'utérus avaient entièrement cessé.

Découragée par cet insuccès, Mme L... retourna en province et, quelques mois après, elle m'écrivit que son état s'était amélioré et que ses pertes étaient moindres.

Dans ce fait, comme je l'ai déjà dit à la *Société de chirurgie*, l'ergotine n'a donné aucun résultat et le symptôme hémorrhagie n'a été nullement arrêté par son action.

De plus, les injections paraissent avoir provoqué une violente contracture des fibres lisses du rectum et de l'utérus.

Faut-il rapporter cet insuccès à la position extra-utérine du corps fibreux? cela est probable; toutefois d'autres observations doivent être recueillies avant de juger cette question.

L'injection utilisée avait pour formule :

Eau distillée.........	15	grammes.
Glycérine pure.......	15	—
Ergotine............	2	-

On trouvera plus loin une autre observation de M. Terrier, professeur agrégé et chirurgien des hôpitaux, qui a été ainsi que nous l'avons dit l'initiateur en France de la méthode des injections sous-cutanées d'ergotine.

Ses essais faits à la Salpêtrière et sa communication à la *Société de chirurgie* ont fixé l'attention des praticiens et ont fait passer dans la médecine courante la médication nouvelle.

Il a bien voulu se désaisir pour nons de plusieurs observations fort intéressantes à divers titres. Nous lui en adressons nos vifs remercîments.

§ II. — *Métrorrhagies dans le cours de la métrite.*

Les deux observations suivantes montrent nettement les bons effets de l'injection hypodermiques d'ergotine contre les hémorrhagies liées à une inflammation de la matrice.

Dans l'observation de M. Terrier la médication a été suivie d'un complet succès.

Obs. VII. — Communiquée par M, Terrier, chirurgien des hôpitaux. — Métrite avec hémorrhagies, guérie par les injections sous-cutanées d'ergotine.

Mme D..., d'une bonne santé habituelle, a eu un enfant au bout de neuf mois et demi de mariage; sa couche a été très-bonne et la malade se leva au bout de huit jours.

Le retour des couches eut lieu au bout de six semaines, bien que Mme D... allaitât son enfant. Deux mois s'écoulèrent sans que les règles aient reparu, puis celles-ci revinrent un peu tous les mois malgré l'allaitement.

Bientôt Mme D. fut de nouveau enceinte et les règles disparurent pendant trois mois. A cette époque, une hémorrhagie utérine se traduisit et la malade fit une fausse-couche. Cet accident survint au mois d'août 1876.

A partir de cette époque jusqu'au mois de juillet 1877, Mme D... fut toujours souffrante, ses règles se prolongeaient indéfiniment, si bien que dans les premiers temps qui précédèrent mon examen, la malade affaiblie était obligée de rester couchée; l'écoulement sanguin, quoique peu abondant, était presque constant, et Mme D... ne savait plus exactement l'époque d'apparition des menstrues.

Le 15 juillet 1877, je vis la malade pour la première fois et ne pus pratiquer un examen complet; toutefois, le palper abdominal me fit reconnaître l'existence d'un utérus volumineux et douloureux à la pression. Une première injection sous-cutanée d'ergotine fut pratiquée dans le tissu cellulaire de la paroi abdominale antérieure, et dès le lendemain l'écoulement sanguin fut notablement diminué. Les injections faites par le mari de Mme D... furent continuées regulièrement pendant huit jours, au bout desquels je pus examiner complètement la malade.

L'écoulement sanguin était presque nul ; l'utérus volumineux, douloureux, mais très-mobile, présentait un col ramolli et entr'ouvert. Rien du côté des annexes de la matrice.

On continua les injections jusqu'à la fin de juillet et la malade garda le lit pendant tout ce temps.

Au commencement d'août, l'écoulement sanguin était absolument nul, et le 5 août Mme D... put se lever et vaquer quelques jours après aux soins de son ménage.

Un traitement tonique et le séjour à la campagne achevèrent la guérison de la malade; ses règles revinrent le 25 août, le 25 septembre, le 25 octobre et le 23 novembre d'une façon très-normale, et depuis, Mme D... jouit d'une excellente santé.

Deux remarques doivent être faites à propos de cette observation : La première, c'est que Mme D..., belle-sœur d'un docteur en médecine, avait été traitée d'une façon très-rationnelle pendant toute la période qui suivit sa fausse couche, et que malgré l'emploi de l'ergot de seigle et de l'ergotine administrés par le tube digestif, on n'avait pas pu faire cesser l'écoulement sanguin.

La seconde remarque est toute pratique et a été déjà signalée par moi à la Société de chirurgie. Ne pouvant voir Mme D...

tous les jours, j'avais confié à son mari le soin de pratiquer les injections d'ergotine; or, celui-ci ne pénétrant pas toujours jusque dans le tissu cellulaire sous-cutané, il en était résulté un certain nombre de petites eschares entassées qui furent quelque temps à s'éliminer. Dès que j'eus indiqué à M. D... la faute qu'il commettait, il n'y eut plus d'accidents locaux.

L'injection dont on s'est servi dans ce cas, préparée avec soin par le beau-frère de Mme D..., contenait :

Ergotine.	2 grammes.
Eau distillée. . . .	15 —
Glycérine neutre.	15 —

On injecte une demi-seringue de Pravaz tous les jours.

Obs. VIII.—Métrite interne. — Bon effet des injections d'ergotione. — Observation recueillie dans le service de M. Gallard à la Pitié par M. Segond, interne, et M. Gibon, externe. — Résumé.

Salle du Rozaire, lit nº 36. Femme âgée de 34 ans entrée le 8 novembre 1877, est atteinte de métrite interne. Elle a eu trois enfants en neuf ans.

Il y a sept semaines, les règles sont venues avec tant d'abondance que la malade a été forcée de garder le lit.

Les poumons sont sains; il y a au cœur un souffle anémique. Le ventre est souple. L'utérus est gros, incliné en avant. La cavité est grande (8 centimètres à l'hystéromètre).

9 novembre. On combat les pertes par des bains de siége froids et de la glace sur le ventre. Les pertes s'arrêtent momentanément.

Le 17. On fait dans l'utérus une injection de 8 gr. d'eau tiède suivie d'une injection de perchlorure de fer. Les pertes s'arrêtent.

Le 19. Les pertes continuent malgré une potion avec 2 gr. d'ergotine.

Le 20. On emploie avec un succès partiel l'extrait de ratanhia et l'infusion de digitale.

1er décembre. Plus de pertes, mais écoulement muco-purulent et douleurs abdominales. Vésicatoire.

Le 12. Réapparition de la métrorrhagie.

10 janvier. Métrorrhagie arrêtée par la glace.

23 février. Douleurs vives dans les reins et dans le ventre. Métrorrhagie.

Le 25. Métrorrhagie continue.

Le 26. Injection au pubis de 15 gouttes de la solution :

Eau distillée. 1 gramme.
Ergotine. 20 centigrammes.

Les pertes cessent dans la nuit.

Le 28. Les pertes n'ont pas reparu.

Injection d'eau tiède puis de perchlorure de fer dans l'utérus.

4 mars. Métrorrhagie. Injection de 15 gouttes de la solution d'ergotine ci-dessus. La perte s'arrête presque instantanément.

Le 5. Commencement de métrorrhagie; nouvelle injection d'ergotine suivie de succès.

Le 6. Pas d'hémorrhagie.

Nota. Au niveau de chacune des piqûres, il reste pendant plusieurs jours un petit noyau induré qui ne présente ni douleur, ni rougeur, ni tendance à s'abcéder.

§ 3. — *Métrorrhagies à l'époque de la ménopause.*

Voici deux observations du Dr Massart, de Honfleur, qui nous ont été transmises par M. Terrier. Le succès des injections d'ergotine a été complet chez deux malades atteintes de métrorrhagies au moment de l'âge de retour.

Obs. IX. — Docteur Massart (de Honfleur), métrorrhagie à l'époque de la ménopause, arrêt par des injections d'ergotine.

Mme P..., 42 ans, toujours bien réglée, n'a jamais fait de maladie grave ; elle est sujette à de fréquentes névralgies faciales.

Depuis deux mois les règles étaient supprimées, lorsque je fus appelé auprès d'elle, le 2 mars 1877, pour une métrorrhagie datant d'environ quinze jours. Malgré l'emploi de l'ergotine, du perchlorure de fer à l'intérieur, des révulsifs, de la dilatation du col suivi d'attouchements avec le perchlorure de fer, les pertes ne cessèrent que vers le 30 mai.

Mme P... me fit appeler de nouveau, en octobre 1877, pour une nouvelle métrorrhagie datant de trois semaines ; avant cette époque, la malade n'avait pas vu pendant cinq mois et se croyait débarrassée de ses règles.

Le 13 octobre, une injection sous-cutanée de solution d'ergotine fut faite, on injecta une seringue pleine. L'hémorrhagie diminua la nuit suivante, et le sang offrit une teinte noirâtre.

Nouvelle injection le 14, arrêt de l'hémorrhagie. Le sang reparut le 18, une injection est faite ce jour et le lendemain 19. L'hémorrhagie fut encore arrêtée. Le 20, injection par précaution.

En janvier 1878, Mme P... fut encore prise de métrorrhagie ; elle datait de quinze jours quand je fis ma première injection le 19. Le 20, diminution de l'écoulement sanguin, deuxième injection d'ergotine. Troisième et quatrième injections le 22 et 23; l'hémorrhagie est arrêtée.

Les jours suivants, 25, 26 et 27 janvier, trois nouvelles injections furent faites par précaution car le sang n'avait pas reparu.

Obs X. — Du docteur Massart (de Honfleur). — Métrorrhagies à l'époque de la ménopause, injections d'ergotine. — Guérison.

Mme A..., 42 ans, a eu déjà trois métrorrhagies traitées par les moyens ordinaires. L'utérus est en rétro-flexion prononcée et un peu abaissé. Le 15 févier 1878, je fus appelé auprès de la malade pour traiter une métrorrhagie datant de trois semaines; je fis une injection sous-cutanée d'ergotine et l'écoulement sanguin fut supprimé trois heures après.

Le 18, réapparition du sang : on fait deux injections, l'une le 18 et l'autre le 19. Arrêt complet jusqu'à ce jour. Les menstrues sont revenues régulièrement.

Il est bon d'ajouter que la première injection détermina la production d'un phlegmon, ce qui résulta manifestement de ce fait que le liquide fut injecté dans l'épaisseur du derme, la malade ayant remué au moment de l'opération.

§ 4. — *Hémorrhagies dans le cancer utérin.*

M. Colson, interne de M. Bucquoy, a eu deux fois l'occasion d'arrêter par les injections sous-cutanées d'ergotine des hémorrhagies graves chez des femmes atteintes de carcinome utérin. Je n'ai pas ses observations complètes. Mais voici une observation de M. le Dr Porak, ancien interne des hôpitaux, qui montre que l'injection d'ergotine est un moyen hémostatique d'une grande puissance dans certains cas où le praticien est habituellement désarmé.

Obs. XI. — Cancer utérin, arrêt d'une hémorrhagie par l'injection d'ergotine. (Due à l'obligeance de M. Porak, ancien interne des hôpitaux.)

X..., âgée de 40 ans, entre à Beaujon le 15 septembre 1876, service de M. Moutard-Martin, salle Sainte-Claire, lit n° 12. Elle est atteinte d'un cancer utérin qui a provoqué plusieurs hémorrhagies.

Le 18. Hémorrhagie considérable. Le sang s'écoule sous le lit. M. Porak aussitôt appelé injecte 20 gouttes de la solution d'ergotine Bonjean au 2/30. L'hémorrhagie s'arrête en quelques minutes.

Le 26. Nouvelle hémorrhagie et nouvelle injection *ut supra*, suivie du même succès.

Le 30. Une hémorrhagie survient pendant la nuit. L'interne de garde n'est pas appelé à temps. La malade succombe.

II

HÉMORRHAGIES DU TUBE DIGESTIF.

Les deux observations suivantes d'hémorrhagies du tube digestif arrêtées par l'injection d'ergotine sont intéressantes en ce que ce mode de traitement a été le seul efficace.

Obs. XII. — Due à l'obligeance de M. le docteur Hottenier, médecin à Paris. — Gastro-entérite avec hématémèse et mélœna. — Injection hypodermique d'extrait d'ergot de seigle. — Guérison.

Mme X .., âgée de 47 ans, sans profession, d'un tempérament extrêmement nerveux, a été réglée à 17 ans en province, peu abondamment, mais sans accidents. Maladies antérieures : hématémèse grave à 24 ans, plusieurs angines, enfin une épistaxis grave il y a quatre ou cinq ans. Ménopause il y a trois ans sans accidents.

Le 20 mars 1878. On voit la malade pour la première fois. Elle est couchée; c'est une femme grande, maigre, à face cireuse aux yeux excavés, aux lèvres décolorées, dans un état de faiblesse et d'anémie extrêmes. Tout cet hiver, elle s'est plainte de digestions pénibles, de douleurs passagères dans l'estomac, dans le côté gauche et dans le dos. Un médecin lui a donné des soins pour une névralgie intercostale.

Il y a huit jours, le lendemain d'une réception fatigante, elle a été prise deux fois dans le même jour de vomissements de sang noir accompagnés de lipothymies. Le lendemain et jours suivants nouvelles lipothymies sans vomissements, mais suivies de selles diarrhéiques semblables à du marc de café et très-fétides. La malade attribue les accidents présents à l'abus d'une préparation ferrugineuse liquide.

Actuellement, le pouls est petit, fréquent, la langue est un peu blanche, il y a une sensation de goût de sang dans la bouche. La région de l'estomac est à peu près indolore, même à la pression; on n'y trouve aucune espèce de tumeur. Tout est souple, de même que dans toute l'étendue de la cavité abdominale. La malade ressent de temps en temps dans le ventre une sensation de frémissement et comme d'écoulement liquide qui s'accompagne de petits frissons et de refroidissement des extrémités. Prescription : lait glacé à l'intérieur de demi-heure en demi-heure, sac de glace à l'épigastre. Repos absolu.

Le 21. Même état. Ce matin, melœna caractéristique. Même prescription; de plus, injection hypodermique de 50 centigrammes d'extrait d'ergot de seigle (ergotine Bonjean) vers le milieu de l'épigastre.

Le 22. Les selles sont encore noires, mais moins foncées. Lait et glace.

Le 23. Les selles sont jaunes. Deuxième injection hypodermique, vers la grande courbure, d'une même quantité d'extrait d'ergot. Il semble que les lèvres sont un peu plus colorées qu'hier. Deux heures apres l'injection, mydriase légère. Selles jaunes.

Les 24, 25. Les ongles des pouces prennent une coloration rosée. Enfin le facies semble aussi un peu moins jaune. La malade ne ressent aucune douleur, dort suffisamment et supporte bien son régime lacté à la glace. Le pouls plus relevé se maintient à 104. Suppression du sac de glace.

Les 26, 27, 28. Les selles sont toujours jaunes. La malade prend près de 2 litres de lait glacé par doses fractionnées. Pouls, 100.

Le 29. Pouls 98. La malade se sent plus forte, se soulève mieux sur son lit. Appétit.

Le 2 avril. Les veines des mains deviennent plus saillantes; tous les doigts sont plus rosés. Nourriture.

Le 7. Les selles n'ont pas cessé d'être jaunes. La malade se lève et reste deux heures dans un fauteuil. Lait, potages froids.

Le 15. La malade marche un peu dans sa chambre. Sensation de gêne à l'épigastre. Troisième injection de 30 centigrammes d'extrait d'ergot.

Le 22. La malade sent ses forces s'accroître avec son appétit. Les injections n'ont laissé d'autres traces que de très-petites nodosités sous-cutanées.

Le 25. Même régime, de plus un œuf et une côtelette.

Les 3, 10, 17, 24 mai. L'amélioration continue. Depuis quelque temps la malade a supprimé le régime lacté, qui lui a donné quelques coliques, et a repris son alimentation ordinaire; elle digère bien, va à la selle assez régulièrement. L'excavation périoculaire est remplacée par des saillies adipeuses. Viande crue, vin de quinquina.

Le 1er juin. La malade a repris à peu près ses occupations et peut se promener au dehors.

Obs. XIII. — Communiquée par M. le docteur Benoit, médecin à Paris. (Résumé.) — Hémorrhagie intestinale traitée avec succès par l'injection sous-cutanée d'ergotine.

Mme X..., âgée de 65 ans.

Sa mère est morte d'un cancer de l'estomac à 64 ans, et l'une de ses sœurs à 45 d'un carcinome utérin.

M. Bénoit lui donne ses soins depuis quatre ans : elle a de la bronchite chronique, de l'emphysème pulmonaire et un souffle cardiaque léger à la base du premier temps. Elle se plaint d'hémorroïdes.

Dans la première semaine de février (1878), la malade a présenté des phénomènes d'oppression considérable, de dyspnée intense et de toux spasmodique avec expectoration abondante. A la base des deux poumons on entendait des râles nombreux et à la base du cœur un souffle des plus nets. Il y avait chaque soir de l'œdème aux malléoles. Tous ces symptômes s'amendèrent sous l'influence du traitement et du repos au bout de huit jours.

Mais alors la malade se plaignit de rendre, à plusieurs reprises, dans la journée du sang rutilant en allant à la garde-robe. Comme elle ne voulait pas se soumettre à une exploration attentive, M. le Dr Bénoit attribua cet accident à des tumeurs hémorrhoïdales. Il prescrivit des lavements froids, suivis de lavement avec 1 gramme d'extrait de ratanhia. Ce traitement, suivi pendant plusieurs jours, n'empêcha pas les évacuations sanguines de se renouveler.

Le ratanhia ayant échoué, on prescrivit à la malade un julep avec 3 grammes d'ergotine à prendre dans les vingt-quatre heures. Les pertes intestinales diminuèrent dès le premier jour, sans toutefois disparaître complètement. L'ergotine fut continuée pendant près d'une semaine avec le même succès partiel. Mais on fut obligé d'en suspendre l'administration. Les enfants de la malade avaient remarqué depuis le début de ce traitement qu'elle avait l'extrémité des doigts décolorés et insensible ; elle n'accusait pas de douleurs, à peine quelques fourmillements.

On abandonna l'ergotine et l'on conseilla les lavements au perchlorure de fer. Les pertes continuèrent, mais sans être très-abondantes.

L'état général devenait très-mauvais, les chairs étaient décolorées, les jambes infiltrées. Une analyse répétée ne fit découvrir ni sucre, ni albumine dans les urines.

Le 4 mars M. Terrier, chirurgien des hôpitaux, fut appelé en consultation.

Après un examen attentif, il ne constata ni dans l'utérus, ni dans le rectum rien d'anormal.

Il conseilla le régime lacté, des lavements au ratanhia et des injections sous-cutanées d'ergotine.

Une injection avec 30 gouttes de la solution d'ergotine au 2/30 fut faite à la partie supérieure et interne de la cuisse gauche.

Dans la soirée les selles sanguinolentes avaient considérablement diminué; le lendemain elles avaient totalement cessé après une seconde injection semblable à la première. Elles n'ont pas reparu depuis; mais les épreintes et le ténesme qui les accompagnaient ainsi que les douleurs abdominales ont persisté.

La malade a succombé à la fin de mars aux accidents cardiaques et pulmonaires.

III

HÉMOPTYSIE.

M. Terrier nous a transmis les observations suivantes de M. Massart, qui a eu vivement à se louer de l'emploi de l'ergotine par la méthode hypodermique dans des cas d'hémoptysies, où les autres modes de traitement avaient échoué. M. le Dr Porak a eu l'amabilité de nous communiquer l'intéressante observation d'un malade traité avec un succès immédiat très-frappant dans le service de M. Bucquoy.

A sept ou huit reprises, dans l'espace de deux mois, M. Colson, interne du service, arrêta en quelques minutes par les injections d'ergotine des hémoptysies graves qui mettaient en danger la vie d'un tuberculeux ne présentant que les signes de la phthisie au premier degré.

Obs. XIV. — Du docteur Massart (de Honfleur). — Hémoplysie symptômatique de tubercules. — Injection d'ergotine. = Arrêt de l'hémorrhagie.

M. P..., 27 ans, instituteur, a une caverne au sommet droit. Appelé auprès de lui, le 20 mars 1878, on me présenta une cuvette contenant environ 1 litre de sang, qui venait d'être rejeté par la bouche.

Le 21. On fait une injection d'une seringue de la solution d'ergotine, arrêt du sang 2 heures après. Cet arrêt dura 18 heures.

Le 22. Quelques crachats sanglants, mais non mousseux et noirâtres. Nouvelle injection d'une seringue.

Le 23. Arrêt de toute hémorrhagie; nouvelle injection de précaution. Le sang ne reparut plus; toutefois je crus devoir faire une quatrième injection le 28.

Depuis, les accidents hémorrhagiques n'ont plus reparu.

Obs. XV. — Du docteur Massart (de Honfleur). — Hémoptysie symptômatique de tubercules. — Injections d'ergotine. — Arrêt de l'hémorrhagie.

M. P..., 49 ans, prote d'imprimerie, présente des signes non douteux de tuberculisation des deux sommets (matité, craquements, souffle), depuis déjà longtemps.

En 1874, 1875 et 1876, ce malade me fit demander pour combattre des hémoptysies provenant de congestions pulmonaires. Le traitement classique fut toujours employé et les accidents duraient le plus souvent trois semaines; à la congestion pulmonaire succédait une poussée inflammatoire.

Revenant de voyage le 26 avril 1878, j'apprends que deux jours avant, pendant son travail, M.P... a eu deux hémoptysies assez considérables; le sang était rendu à pleine bouche. Ramené aussitôt chez lui, le malade reçut les soins d'un confrère, qui prescrivit l'usage interne du perchlorure de fer, de l'extrait de ratanhia et de la noix vomique. L'hémoptysie continuait lorsque je vis le malade le 26.

Fort d'une observation précédente et encouragé par une conversation que j'avais eu la veille à Paris avec mon ami le Dr Tarnier et le Dr Coignard, je fis aussitôt une injection sous-cutanée d'ergotine. J'injectai une seringue de la solution. Pendant la première heure qui suivit, le malade n'expectora qu'une douzaine de crachats sanglants déjà un peu plus foncés; puis l'expectoration devint incolore.

Le 27. Nouvelle injection. Pas d'hémoptysie.

Le 28. Je ne trouve que trois crachats noirs, tous les autres sont incolores. Troisième injection de précaution, et je permets au malade de se lever.

Depuis, M. P... se lève, s'alimente bien, ne crache plus une seule goutte de sang. Il m'a reproché « *de n'avoir pas employé ce moyen dans les précédentes hémoptysies.* »

Un fait curieux à noter, c'est que la congestion pulmonaire, n'a pas déterminé la moindre inflammation, comme cela se produisait d'habitude. Ne peut-on expliquer l'absence de cette complication ordinaire, chez mon malade au moins, par la thérapeutique que nous avons suivie dans cette dernière crise?

Obs. XVI. — Recueillie dans le service de M. Bucquoy, par Colson, interne. — Hémoptysies chez un tuberculeux, arrêtées plusieurs fois par les injections d'ergotine.

Un homme de 42 ans, atteint de tuberculose pulmonaire avec ramollissement des deux sommets, a eu autrefois plusieurs hémoptysies.

Il entre à Cochin le 10 décembre 1877, avec une hémoptysie abondante qui dure depuis plusieurs heures.

On lui fait aussitôt une injection sous-cutanée de vingt gouttes de la solution d'ergotine au 2/30e.

Quelques minutes après l'hémoptysie s'arrête, le malade ne rend plus que quelques crachats sanguinolents. — Dans la soirée le malade va bien, les crachats ne contiennent pas un seul filet de sang.

Le 3 janvier, l'hémoptysie reparaît, une injection de vingt gouttes l'arrête très-vite.

Le 18. Troisième hémorrhagie depuis l'entrée à l'hôpital. Elle est très-abondante. Vingt gouttes en injection la font cesser presque subitement.

Le 22. Le malade rend une demi-cuvette. Son état est grave, la face est pâle, couverte d'une sueur froide, l'angoisse est extrême. Ou injecte vingt gouttes. Une heure après on revoit le malade qui est calme, qui respire bien et n'accuse plus aucune anxiété. Le reste de la journée s'est passé sans un seul crachement sanguinolent.

Le 26. Une nouvelle hémoptysie grave est arrêtée avec une injection de vingt gouttes.

Le 2 et le 4 février. Hémoptysies de moyenne intensité traitées comme ci-dessus avec le même succès immédiat.

IV

EPISTAXIS.

Certaines épistaxis mettent, par leur abondance et leur durée, la vie du malade en danger. Le praticien est obligé d'avoir recours au tamponnement des fosses nasales, opération sinon difficile, du moins délicate, et certainement pénible pour le malade. L'injection d'ergotine dans le tissu cellulaire sous-cutané, est un moyen hémostatique qui rendra, dans ces cas, de réels services, ainsi qu'en font foi les observations suivantes dues à MM. Porak et Colson.

Obs. XVII. — Epistaxis arrêtée par l'injection. — Observation communiquée par le docteur Porak, ancien interne des hôpitaux.

V... (François), vernisseur, âgé de 19 ans, entre à l'hôpital Beaujon, service de M. Moutard-Martin, le 28 septembre 1876.

Depuis six semaines il est affecté de douleurs de tête, de vertiges et d'épistaxis. Une ou deux fois par semaine il est pris d'épistaxis de moyenne intensité qui durent de quelques minutes à quelques heures; la première épistaxis s'est prolongée pendant 24 heures.

Le 28 septembre, à 7 heures du matin, il est pris d'un saignement de nez qu'aucune médication ne peut arrêter. Il entre à l'h itd jaans l'après midi. Il n'y a pas de fièvre, la langue est propre. L'aspect extérieur est celui d'un scrofuleux : la santé a été très-bonne jusqu'à ces derniers temps; le poumon est sain, l'auscultation du cœur révèle un léger souffle anémique. On ne trouve pas d'œdème.

Vers 4 heures, on lui fait en dehors et en haut de la lèvre gauche près du sillon naso-labial une injection de vingt gouttes de la solution suivante :

Ergotine Bonjean...........	2 grammes.
Glycérine	30 —

Au bout de vingt minutes l'hémorrhagie décroît très-sensible ment. Une demi-heure après, elle a complètement cessé.

Le lendemain, 29 septembre, on sent une légère induration au point où la piqûre a été faite. La piqûre est visible à distance. L'hémorrhagie n'a pas reparu.

Le surlendemain, 30 septembre, l'examen le plus atten ti peut seul faire reconnaître une très-légère induration. Pas d'épistaxis.

1er octobre. Statu quo. Limonade sulfurique. Quelques jours après, le malade quitte l'hôpital, complètement guéri.

Obs. XVIII. — Epistaxis arrêtée par l'injection d'ergotine. — Observation communiquée par M. Colson, interne.

Un homme de 64 ans, alcoolique, a été trouvé sur la voie publique. Il est atteint d'épistaxis abondante. On le transporte à l'hôpital Cochin quarante-huit heures après le début de l'hémorrhagie, qui n'est point encore arrêtée.

Une injection sous-cutanée d'ergotine avec 20 gouttes de la solution (glycérine 30, ergotine 2) est faite à la joue du malade.

Dix minutes après l'injection, on constate que l'hémorrhagie diminue. Vingt minutes après elle a complètement cessé.

Le malade reste quatre jours à l'hôpital. L'hémorrhagie ne reparaît pas.

Au niveau de la piqûre on n'a constaté ni douleur, ni inflammation, ni abcès.

Obs. XIX. — Epistaxis arrêtée par l'injection d'ergotine.

Une femme de 37 ans entre à l'hôpital avec une néphrite albumineuse. Son état cachectique est des plus prononcés. Elle porte sur les jambes des plaques de purpura. Elle a eu à plusieurs reprises des hémorrhagies utérines considérables.

Le 18 décembre 1877, une épistaxis assez abondante se déclare; elle contiuue jusqu'à quatre heures et met la vie de la malade en danger.

On injecte 20 gouttes de la solution (glycérine 30, ergotine 2); l'injection est faite à l'épaule. Un quart d'heure après, l'écoulement sanguin a complètement cessé. Il n'a pas reparu.

En arrivant au terme de ce travail, qu'il nous soit permis de répéter ce que nous disions au début : nous n'avons pas eu la prétention de traiter de toutes les questions que soulève l'étude expérimentale et clinique de l'ergot de seigle.

Nous nous sommes volontairement renfermé dans l'examen de certains points afin de les mettre mieux en relief, et de façon à apporter aux *données expérimentales* l'inévitable complément et en quelque sorte la consécration, aussi nécessaire qu'utile, de l'*observation clinique*.

Heureux si ce modeste essai répond suffisamment, aux yeux de mes juges et de mes maîtres, à mon vif désir de mériter, à mon entrée dans la carrière, leurs précieux encouragements.

BIBLIOGRAPHIE.

—

PRESCOTT. — Diss. on the natural history and medical effecti ol secale cornutum on ergot (Med. and phys. Journ., vol. XXXII.)

COURHAUT. — Traité de l'ergot de seigle.

TROUSSEAU et MAISONNEUVE. — Emploi du seigle ergoté contre la ménorrhagie et la métrorrhagie.

BONJEAN. — Traité de l'ergot de seigle.

GERMAIN SÉE.— Recherches sur les propriétés de l'ergot de seigle.

VELPEAU. — Action de l'ergotine dans les blessures artérielles. (Académie des sciences, t. XXIII.)

PAJOT. — Danger de l'ergot de seigle dans la rétention du délivre.

GUBLER. — Commentaires du Codex.

DESNOS. — Ergotisme. In Dict. de méd et de chirurg. prat.

HOLMES. — Etudes expérimentales sur le mode d'action du seigle ergoté. 1870, Paris.

TERRIER. — Injections sous-cutanées d'ergotine. Journal de médecine et de chirurgie pratique, et Bulletins de la Société de chirurgie, 1875.

YVON. — Note présentée à la Société de thérapeutique (1877) sur un extrait de seigle ergoté pour injections hypodermiques.

BOUCHARDAT. — Annuaire de thérapeutique, 1877. Ergotine.

LABORDE. —Communications à la Société de biologie, mars 1877. Essai expérimental de l'extrait d'ergot; Tribune médicale, mars et avril 1877.

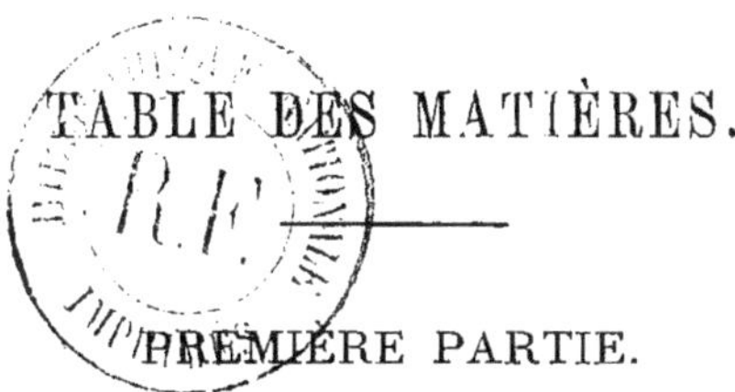

TABLE DES MATIÈRES.

PREMIÈRE PARTIE.

DEUXIÈME PARTIE.

TROISIÈME PARTIE.

CLINIQUE ET THÉRAPEUTIQUE.

Paris. A. Parent, imprimeur de la Faculté de Médecine, rue M^r-le-Prince, 31.

Paris. — A. PARENT, imprimeur de la Faculté de Médecine, rue M.-le-Prince, 29-31.

www.ingramcontent.com/pod-product-compliance
Ingram Content Group UK Ltd.
Pitfield, Milton Keynes, MK11 3LW, UK
UKHW020338180726
13839UKWH00002B/787